U0224335

结节性硬化症
相关肾脏病变

李汉忠　　主　审
纪志刚

张玉石　　主　编

赵　扬　　副主编
蔡　燚

中国协和医科大学出版社

北　京

图书在版编目（CIP）数据

结节性硬化症相关肾脏病变／张玉石主编. —北京：中国协和医科大学出版社，2020. 12

ISBN 978 - 7 - 5679 - 1663 - 0

Ⅰ. ①结…　Ⅱ. ①张…　Ⅲ. ①肾疾病 - 诊疗　Ⅳ. ①R692 - 62

中国版本图书馆 CIP 数据核字（2020）第 217883 号

结节性硬化症相关肾脏病变

主　　编：张玉石
责任编辑：雷　南

出版发行：**中国协和医科大学出版社**
（北京市东城区东单三条 9 号　邮编 100730　电话 010 - 65260431）
网　　址：www. pumcp. com
经　　销：新华书店总店北京发行所
印　　刷：中煤（北京）印务有限公司

开　　本：889 × 1194　1/32
印　　张：5. 5
字　　数：108 千字
版　　次：2020 年 12 月第 1 版
印　　次：2020 年 12 月第 1 次印刷
定　　价：68. 00 元

ISBN 978 - 7 - 5679 - 1663 - 0

编　者

主　审：

李汉忠（北京协和医院泌尿外科）

纪志刚（北京协和医院泌尿外科）

主　编：

张玉石（北京协和医院泌尿外科）

副主编：

赵　扬（北京协和医院泌尿外科）

蔡　燚（湘雅医院泌尿外科）

编委：（排名不分先后）

徐凯峰（北京协和医院呼吸内科）

张伟宏（北京协和医院影像科）

万　阔（北京协和医院口腔科）

张枝桥（北京协和医院眼科）

卢　强（北京协和医院神经内科）

王　涛（北京协和医院皮肤科）

樊　华（北京协和医院泌尿外科）

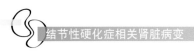

赵　欣（北京协和医院泌尿外科）

张　洁（北京协和医院口腔科）

肖　雨（北京协和医院病理科）

李书强（郑州大学第一附属医院泌尿外科）

王文达（北京协和医院泌尿外科）

郑国洋（北京协和医院泌尿外科）

张铭鑫（青岛大学附属医院泌尿外科）

张索宇（中山大学肿瘤防治中心）

王　站（北京协和医院泌尿外科）

王　旭（北京协和医院泌尿外科）

郭　浩（成都市第二人民医院泌尿外科）

夏洋洲（海南西部中心医院泌尿外科）

主编简介

张玉石，中国医学科学院北京协和医院泌尿外科教授，主任医师，博士研究生导师，博士后导师。北京协和医院泌尿外科副主任。现为中国抗癫痫协会结节性硬化专业委员会委员，中华医学会泌尿外科学分会基础研究学组委员，中华医学会泌尿外科学分会国际交流学组委员，中国抗癌协会泌尿男生殖系肿瘤专业委员会微创学组委员，中国医 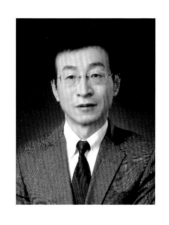 师协会男科医师分会青年委员，北京医学会泌尿外科学分会委员，北京医学会泌尿外科学分会肾上腺学组副组长，中国医疗保健国际交流促进会腔镜内镜外科常务委员，全国卫生产业企业管理协会基因技术研究与应用专业委员会委员，北京市住院医师规范化培训专业委员会外科专业委员，北京医学奖励基金会泌尿外科专家委员会副秘书长，北京市健康促进会泌尿外科委员会青年委员会副主任委员，北京肿瘤学会泌尿肿瘤专业委员会常委，国际腔道泌尿外科学会会员，国际泌尿外科学会会员。《中国临床案例成果数据库》学委会委员，《中华泌尿外科杂志》通讯编委，《中华内分泌外科杂志》编委，《中华诊断学电子杂志》编委，《泌尿外

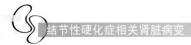

科杂志（电子版）》编委，《协和医学杂志》编委。承担国家自然科学基金、教育部博士点基金、卫生行业科研专项基金等科研课题研究。曾获中华医学奖科技奖、华夏医学科技奖、北京地区优秀中青年医师等奖励。在国内外专业期刊发表学术论文90余篇，其中SCI收录20余篇。参与编写泌尿外科专业书籍多部。

序　言

罕见病一般指发病率极低的疾病，根据世界卫生组织的定义，罕见病为患病人数占总人口的 0.65‰ ~ 1‰ 的疾病。目前世界上已知有 7000 多种罕见病，其中约 80% 是由基因缺陷导致的遗传性疾病，绝大多数罕见病尚无特效药物治疗。我国有预计超过 2000 万罕见病患者，每年新出生的罕见病患儿超过 20 万。

与常见疾病相比，罕见病的相关医学研究水平明显滞后，由于对许多罕见病的发病机制认识受限，诊断手段不足，40% 的罕见病患者都曾被误诊过至少一次，不少患者长期辗转求医却无法明确诊断。此外，还有部分患者虽然被诊断，却因没有有效的治疗手段，或者无法负担治疗费用而痛苦。罕见病患者往往因患病而成为社会弱势群体，对罕见病的研究除科学意义外，还有社会学和伦理学的巨大意义。

近年来，国家大力支持罕见病的基础和临床研究，将罕见病纳入"十三五"发展规划，相关领域逐渐发展壮大，充分体现了国家对弱势群体的关怀和社会公平原则。2018 年，五部委联合发布了我国第一批罕见病目录，填补了我国多年来罕见病认定标准的空白。北京协和医院编写并出版了我国第一批罕见病目录释义和罕见病诊疗指南，详细阐述了第一批目录中 121 种罕见病的临床表现、鉴别诊断、治疗方法等，以清晰的流程图明示了罕见病

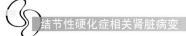

诊疗路径。

结节性硬化是被列入我国第一批罕见病目录的疾病之一。北京协和医院在结节性硬化症的诊治中积累了大量经验，成立了包含泌尿外科、呼吸内科、神经内科、皮肤科、眼科、口腔科、病理科、影像科等科室专家的结节性硬化症多学科团队。其中泌尿外科在结节性硬化症相关肾脏病变的诊治中积累了大量成功经验，建立了系统、规范的诊疗模式；提出了尽量保留肾脏功能的治疗原则；采用基于靶向药物、介入手术及外科手术等多种手段的个体化综合诊疗模式，极大地促进了国内结节性硬化症诊治水平的提高。除此之外，还在该病的分子表型、发病机制、药物治疗等领域取得了大量原创科研成果，推动了结节性硬化症的基础科学研究进展。

在此基础上，出版了《结节性硬化症相关肾脏病变》一书。此书详细介绍了结节性硬化症的发现及认识历史，系统讲述了该病的发病机制及临床表现，重点阐述了结节性硬化症相关肾脏病变的最新临床诊治进展。衷心希望该书能够增进医护人员对该病的认知，为我国罕见病诊治工作的进步做出一定贡献。

中国医学科学院北京协和医院院长
中国罕见病联盟副理事长兼秘书长

2020 年 12 月

前　言

　　结节性硬化症是一种罕见的累及多器官、多系统的常染色体显性遗传病。其肾脏病变是成年患者致死的首要原因。既往基础研究证实，结节性硬化主要是由基因突变造成细胞内 mTOR 信号通路激活所致。针对结节性硬化症病因的 mTOR 抑制剂临床研究显示了良好的疗效，结节性硬化症的治疗也因此进入 mTOR 抑制剂时代。

　　然而，由于结节性硬化症发病率低，临床医务人员对该病认识不足，并且该病在不同个体中的临床表现差异极大，需要多学科的合作才能最终确诊，常发生误诊、漏诊，延误治疗时机，甚至加重患者肾功能损害。本书纳入了大量结节性硬化症典型病变图片，并重点阐述了结节性硬化症相关肾脏病变的诊治进展，希望本书能够增进医护人员对该病的认知，促进社会对患病人群的理解和帮助，为推动该病的临床诊治、改善患者临床预后和生活质量做出一定贡献。

　　此外，尽管 mTOR 抑制剂相关研究取得了巨大成功，仍有一些结节性硬化症相关肾脏病变相关科学问题亟待解决：约有 30% 的结节性硬化肾血管平滑肌脂肪瘤对 mTOR 抑制剂耐药，这部分患者的治疗是临床的难点；而更为罕见的结节性硬化症相关肾脏囊性疾病和肾细胞癌缺乏循证医学证据，暂无特异性治疗手段。

本书同样介绍了结节性硬化症基础研究的新进展，以供结节性硬化症研究者参考。

本书的编写过程得到了北京协和医院结节性硬化症多学科团队的鼎力支持。呼吸内科、神经内科、皮肤科、口腔科、眼科、放射科、病理科等诸多科室的同道们都参与了本书的撰写，贡献出了自己的专业知识。因而尽管本书的重点是结节性硬化症相关肾脏病变，但书中也详尽描述了结节性硬化症其他系统及器官的病变及相关诊治原则，可供其他专业的临床医师和结节性硬化症研究者学习、参考。感谢北京协和医院结节性硬化症多学科团队同仁们为本书付出的时间精力和真知灼见。另外，本书的出版也要感谢中国协和医科大学出版社的鼎力相助。

编者的临床经验及水平毕竟有限，术中难免存在缺陷，恳请广大读者提供宝贵的意见和建议，以便我们进一步改进，更好地服务于读者。

本书撰写之时，适值新冠疫情肆虐，及至本书成稿，国内疫情已然平息。在这次疫情的防控中，全国人民展现了生命至上、举国同心、舍生忘死、尊重科学、命运与共的抗疫精神。我们将继续秉持科学精神、科学态度，遵循科学规律，为解决结节性硬化的诸多难题而努力。

编者

2020 年 11 月

目　录

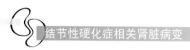

第一章
结节性硬化症的概述

第一节 结节性硬化症的认识历史及重要事件

医学界对结节性硬化症（tuberous sclerosis complex，TSC）的最初临床特征认知到病理学研究，再到发现致病基因以及阐明致病机制，至今已历时 180 多年。

1835 年，法国拉耶（Rayer）出版的临床图集中留存了最早的典型 TSC 患者的面部皮损资料。1862 年 3 月 25 日，德国的医学家冯·雷克林霍森（von Recklinghausen）报道了 1 例出生后数分钟内死亡的新生儿病例，报道中简略描述了心脏横纹肌瘤的形态及大小（如鸽子蛋大小），并对大脑组织中硬化成分略有提及。这是已知第一份关于 TSC 的病理描述，其中发现该疾病可同时累及两个完全不同的器官或系统。1880 年，法国医学家布尔讷维（Bourneville）报道了 1 例患有癫痫、偏瘫及精神异常的 15 岁女孩尸检结果，推测大脑皮质的结节性硬化病变是癫痫发作的原因，并以此命名为"脑回结节性硬化"（tuberous sclerosis of the cerebral convolution），也被称为"布尔讷维病"。值得注意的是，布尔讷维在尸检的过程中发现数个突出肾脏表面约 3 ~ 5mm 黄白色的小肿瘤，但他认为该肾脏肿瘤与大脑皮质结节性硬化并无相关性。

1885 年，法国皮肤病学家 Balzer 和 Ménétrier 报道了智力低下的患者中常出现的一种特征性面部皮损，称之为"皮脂腺瘤"

（adenoma sebaceum），这部分患者大多具有 TSC 的症状或体征。5 年后，英国皮肤病学家 Pringle 记录了 1 例患有蝴蝶状（butterfly-pattern）面部皮疹的 25 岁女性患者，其手臂和腿部也出现"粗糙样"皮肤改变，同时患者智力低于正常人。Pringle 认为这种面部异常腺体是问题的根源，并命名为"Pringle 皮脂腺瘤"。而现代医学发现，这种面部皮损既非腺瘤，也不是从皮脂腺衍生出来的，这种面部皮损被称为"血管纤维瘤（angiofibroma）"。

1908 年，德国神经科医生 Heinrich Vogt 将癫痫、智力缺陷和皮脂腺瘤合称为"沃格特三联征"（Vogt's triad）。沃格特三联征的定义有助于临床医师认识和诊断这一罕见且临床表现多样化的疾病，一直沿用了约 60 年，但部分患者因为不存在典型的三联征而被延误诊断。1979 年，Manuel Gómez 主编 *Tuberous sclerosis complex*（《结节性硬化症》）专著中系统描述 TSC 的临床表现；1988 年，他在第二版《结节性硬化症》专著中对之前系列报道总结，发现约 45% 的 TSC 患者智力正常，仅 29% 的患者同时存在沃格特三联征，约 6% 的患者不存在三联征中的任何一种临床特征。

1972 年，Donegani 等研究者基于尸检的结果，推测 TSC 的发病率约 1/10000，但近年来随着对疾病认识的加深、影像学检查及基因检测的快速发展，TSC 的发病率和检出率明显升高。近期流行病学数据显示 TSC 新生儿发病率为 1/6000 ~ 1/10000，人群患病率为 1/12500 ~ 1/20000，国内尚缺乏相关流行病学数据。

早在 1908 年，Berg 首次报道了 TSC 具有遗传特性；1935 年，Gutherh 和 Penrose 提出 TSC 是常染色体显性遗传疾病。但是直到 20 世纪 90 年代，才由 Fryer 和 Kandt 分别发现位于 9q34.3 和 16p13.3 的两个致病基因，被命名为 TSC1 和 TSC2 基因。1998 年，国际结节性硬化症共识委员会制定了第一版结节性硬化症诊断标准；2012 年，国际结节性硬化症共识委员会更新了诊断标准，新标准除了更新了临床特征谱外，还将基因诊断作为独立的诊断标准。

总之，我们对于结节性硬化症的认识是一个不断发展的过程，时至今日关于结节性硬化症仍有很多亟待探索和解决的问题，这也是我们这一代临床医师和科学工作者的任务和目标。

第二节 结节性硬化症的发病机制

1. TSC 基因突变的功能改变

1.1 TSC1/TSC2 基因的发现

1908 年，Berg 首次发现 TSC 具有遗传特性。1935 年，Gutherh 和 Penrose 发现 TSC 是一种常染色体显性遗传病。1987 年，Fryer 通过对 19 个家系患者的 26 个多态性位点标记的连锁分析确定了 TSC 的第一个致病基因 TSC1，定位于染色体 9q34.3，含有 23 个外显子，总长度为 50kb，编码由 1164 个氨基酸组成的分子量为 130kDa 的错构瘤蛋白（hamartin）。随后的一些家系分析表明，部分 TSC 患者突变位点与染色体 9q34.3 区域并不相关，提示 TSC 致病基因位点存在异质性。对于这部分与染色体 9q34.3 区域不相连锁患者的染色体进一步分析发现，TSC 的另一个致病基因位点可能存在于染色体 11、12、14 和 16 上。1992 年，Kandt 最终确定结节性硬化症的第二个致病基因 TSC2 位于 16p13.3，含有 41 个外显子，总长度 40kb，编码由 1784 个氨基酸组成的分子量为 180kD 的马铃薯蛋白（tuberin）（表 1-1）。

表 1-1 TSC1 和 TSC2 基因特点

	TSC1	TSC2
染色体位置	9q34.3	16p13.3
核酸大小	55kb	40kb
外显子数目	23	41
转录本大小	8.6kb	5.5kb
突变发生率	10%～15%	75%～80%
突变类型	无义突变、剪接位点突变、小片段的缺失或插入常见	错义突变、大片段的缺失及基因重组常见
临床表型	较轻	严重
受累器官杂合性丢失	少见	常见
编码蛋白	错构瘤蛋白	马铃薯蛋白
蛋白大小	1164 氨基酸，130kD	1807 氨基酸，180kD

TSC1 基因突变发生在 10%～15% 的 TSC 患者中，TSC2 基因突变发生在 75%～80% 的 TSC 患者中，15%～20% 的 TSC 患者通过常规检测方法不能检测到 TSC1 或 TSC2 基因致病性突变。TSC1 基因突变类型以无义突变、剪接位点突变、小片段的缺失或插入为主；而 TSC2 基因较常发生错义突变、大片段的缺失及基因重组。不同种族之间 TSC2/TSC1 基因突变比例有所不同，欧美人群中 TSC2/TSC1 基因突变的比率为（3.4～5.6）/1，日本人群中其比率仅为 1.9/1，但是在结节性硬化症患者家系中 TSC1 和 TSC2 突变比例各占一半。

几乎所有组织都存在 TSC1 和 TSC2 产物，免疫组化染色发现，脑、心脏、肾脏、肺及输精管等器官组织中均可见到马铃薯蛋白及错构瘤蛋白的表达。TSC1 和 TSC2 基因的表达产物在大多数组织中表达模式基本一致。但是，在一些组织中错构瘤蛋白（hamartin）和马铃薯蛋白（tuberin）表达不均衡，如在肾脏和胰腺组织中，错构瘤蛋白表达水平更高，而在脊髓的运动神经元及脑干核的椎体细胞中，马铃薯蛋白高表达。由于错构瘤蛋白和马铃薯蛋白在心、脑及肾组织中高表达，因此当 TSC1 或 TSC2 基因发生突变时，上述器官或组织更容易受累。

1.2　TSC1/TSC2 基因功能

研究发现 TSC1 和 TSC2 基因具有多种功能，这也是近年来 TSC 的研究热点和前沿之一。TSC1 和 TSC2 是肿瘤抑制基因，正常情况下 TSC1 和 TSC2 形成复合体而发挥作用，TSC1 或 TSC2 基因的突变失活都可以导致复合体功能失活。TSC1 和 TSC2 基因杂合性缺失（LOH）可见于 TSC 相关血管平滑肌脂肪瘤组织中，更常见于诸如室管膜下巨细胞星形细胞瘤和肾细胞癌等恶性程度高的肿瘤中。大部分散发性结节性硬化症患者以及所有家族性结节性硬化症患者的全部体细胞中均携带突变的 TSC1 或 TSC2 基因。然而，这其中绝大多数体细胞的增殖、分化及功能均正常，偶尔情况下才会形成局部肿瘤。

Knudson 提出肿瘤的遗传易感性可能反映"肿瘤抑制基因"突变和体细胞"二次打击"的协同作用。Green 等研究分析了 13 例患有血管平滑肌脂脑瘤的结节性硬化症患者细胞中 X 染色体失活方式，证实血管平滑肌脂肪瘤的确是通过单个细胞的克隆化增殖发生的。Crino 等认为结节性硬化症患者体细胞受到"二次打击"后产生一种前体细胞，它可分化出平滑肌细胞、脂肪细胞及血管内皮细胞三种细胞，导致肾血管平滑肌脂肪瘤和肺淋巴管肌瘤病的发生（图 1-1）。但值得注意的是在另一些肿瘤细胞中，如室管膜下结节和纤维瘤中却鲜有杂合性缺失，表明可能是其他机制导致肿瘤的产生。

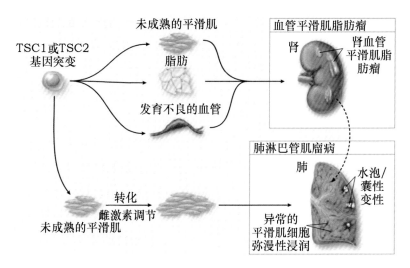

图 1-1 结节性硬化症的致病机制

其次，TSC1 和 TSC2 可调控细胞周期进展。错构瘤蛋白或马铃薯蛋白通过调节 G1 期细胞比例或细胞周期负性调控因子 p27 蛋白的水平，来调控细胞周期的进展。再者，TSC1 可调控细胞形态与细胞分化，Lamb 等研究发现错构瘤蛋白可与细胞骨架连接家族蛋白相互作用，调控细胞骨架形态及细胞分化。

目前，关于 TSC1 和 TSC2 基因功能分析得较为透彻。已应用于临床的是其对哺乳动物雷帕霉素靶蛋白信号通路（mammalian target of rapamycin，mTOR）抑制功能。TSC1 或 TSC2 基因突变后激活 mTOR 信号通路，这是临床应用 mTOR 抑制剂治疗结节性硬化症的理论依据，这也是精准医疗时代的经典成功案例。正常细胞中，mTOR 信号通路可调节基因转录、蛋白质翻译、核糖体合成等生物过程，影响细胞生长、增殖、分化、凋亡、自噬等生命活动。TSC1/TSC2 蛋白复合物在细胞中类似小 G 蛋白，具有 GTP 酶活化蛋白的功能。其中非磷酸化形式的 TSC1/TSC2 蛋白复合物具有活性，可将 GTP 形式的 Rheb 分子逆转为 GDP 形式的 Rheb 分子，抑制 Rheb 活性从而活化 mTOR 信号通路。mTOR 存在两种不同的蛋白复合体：mTORC1（mTOR complex 1）和 mTORC2（mTOR complex 2），二者含有一些共同的成分，也有独有的成分。mTORC1 在 mTOR 信号通路中处于中心环节，可感知生长因子、丝裂原、能量和营养状态等各种信号，P70S6K 和 4EBP1 是 mTORC1 下游最重要的靶分子，调节细胞生长、增殖、凋亡、代谢和分化等生命过程。mTORC2 由 mTOR、mLST8/GβL、DEPTOR、mTOR 的雷帕霉素不敏感组分（rapamycin-insensitive companion of mTOR，Rictor）、Protor 和 mSIN1 组成。与 mTORC1 相比，人们对于 mTORC2 的认识还较为局限。

1.3 TSC 突变阴性患者的发病机制研究

依靠传统的基因检测手段，有 10%~25% 的患者不能检测出 TSC1 或者 TSC2 基因的致病性突变。既往研究者试图通过寻找 TSC1 或 TSC2 基因以外的"TSC3"基因来解释这一部分患者发病的原因和机制，但是目前尚无证据表明有"TSC3"基因的存在。既往包括聚合酶链反应 – 单链构象多态性分析（single strand confirmation polymorphism analysis of polymerase chain reaction products，PCR-SSCP）、变性高效液相色谱分析（denaturing high-performance liquid chromatography，DHPLC）、多重连接探针扩增技术（multiplex ligation-dependent probe amplification，MLPA）和 Sanger 测序在内一代测序技术，往往只能覆盖 TSC1 和 TSC2 基

因外显子部分，且对于不同突变类型的检测能力有一定的局限性。例如，MLPA 仅适用于 TSC1 或 TSC2 基因大片段缺失或重排检测，需与其他检测方法相结合，因此不适宜鲜有大片段基因缺失或基因重排的 TSC1 基因的突变检测。而 Sanger 测序对 TSC 基因点突变和小片段移码突变具有很好的检测效能，但是不能检测 TSC 基因大片段缺失与重排，对于嵌合体检测的敏感性也较低。目标序列捕获二代测序技术是一种高通量测序技术，具有高准确性、高通量、高灵敏度及低运行成本等突出优势，与传统测序技术相比，更加省时。相比与第一代测序技术，二代测序（next-generation sequencing，NGS）采用反应实时阅读，显著缩短了检测时间，并可将测序费用降低几个数量级。与传统 Sanger 测序等检测方式相比，NGS 在全面解决多基因及遗传异质性疾病方面具有更具优势，可同时进行多个样本的检测，而且对于 SNV、缺失或重复的检测准确性更高。相比于多重连接探针扩增（multiplex ligation-dependent probe amplification，MLPA）等相对高通量检测技术，NGS 不仅可检测出已知的致病性突变，还可以发现新的突变位点，同时能避免上述技术检测存在的基因 SNP 的种族差异性（假阴性）。NGS 也存在以下不足之处：NGS 适用于点突变及 20bp 以内的缺失插入突变（微小突变）以及外显子水平的纯合型缺失检测，不适用于杂合性基因大片段拷贝数变异、动态突变及复杂重组等特殊类型突变的检测，也不适用于检测基因组结构变异、大片段杂合插入突变及位于基因调节区及深度内含子区的突变。

但是，近年来随着基因检测技术的发展，越来越多的证据显示，这部分患者可能是由于 TSC1 或 TSC2 基因内含子突变或者是嵌合体突变所致。TSC1 或 TSC2 基因内含子突变往往可导致 TSC1 或 TSC2 基因在转录和翻译过程中发生异常剪接，导致相应

TSC1 或 TSC2 基因的功能失活。而 TSC1 或 TSC2 基因嵌合体突变又分为胚系嵌合体突变和体系嵌合体突变，这部分患者可能存在病变左右不对称的现象，比如发生在面部的血管纤维瘤一侧严重，而另一侧相对轻微，该现象提示嵌合体突变的可能性。

2. 结节性硬化症基础研究新进展

2.1 结节性硬化症动物模型

动物模型是疾病研究的重要工具，由于研究需要，目前已发展出多种结节化肾脏病变动物模型。目前可用的结节性硬化肾脏病变动物模型主要包括杂合子大鼠及小鼠模型、裸鼠荷瘤模型和条件敲除小鼠模型。

2.1.1 杂合子大鼠及小鼠模型

TSC1 和 TSC2 突变基因存在纯合子致死现象，因而目前 TSC 研究中最常用的动物模型是杂合子 TSC 大鼠和小鼠模型。Eker 大鼠由 Reidar Eker 等于 1954 年报道，Eker 大鼠具有一个突变的 TSC2 基因，可在 4 周左右自发产生肾囊肿、肾错构瘤，并可在 1 年左右发展为肾细胞癌。Eker 大鼠是目前最常用的结节性硬化肾脏病变模型之一，也被用于遗传性肾癌的发病机制研究。

TSC2+/– 小鼠的常见的肾脏病变为多发性肾囊肿、肾腺瘤以及肾囊腺瘤。该病变来源于肾皮质集合管闰细胞（intercalated cells）来源的囊腺瘤，高表达凝溶胶蛋白（gelsolin），因而在胚胎期即可检出。100% 的 15 个周龄 TSC2+/– 小鼠中可发现双侧多发肾囊腺瘤。除此之外，在 5% ~ 8% 的 15 个周龄 TSC2+/– 小鼠在中可发现肾癌。TSC2+/– 小鼠肾脏病变发病年龄受遗传背景影响，TSC2+/– C57BL/6 小鼠在 15 个月龄时可检测到直视下的肾囊腺瘤，

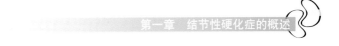

而 TSC2+/– A/J 小鼠在 5 个月龄即可出现肉眼可见的肾囊腺瘤。

2.1.2 裸鼠荷瘤模型

TSC2 缺陷细胞株裸鼠皮下成瘤常被用于结节性硬化新药物的研发验证。105K 细胞来源于 TSC2+/– C57Bl/6 小鼠的肾脏肿瘤，已被用于免疫检查点治疗对结节性硬化的疗效研究。此外，TSC2–/– MEF、NTC 细胞和 ELT3 细胞等也常用于裸鼠皮下成瘤实验。

2.1.3 条件敲除小鼠模型

TSC1 和 TSC2 突变基因存在纯合子致死现象，因而纯合体 TSC1/TSC2 基因突变小鼠模型在结节性硬化症研究中的应用难以实现，而传统的杂合子 TSC 模型肾脏病变的出现有赖于随机"二次打击"事件的发生，存在一定的偶然因素，难以人为控制。近年来，Cre-loxP 重组技术的发展为该问题的解决提供了新的思路。Cre 重组酶是大肠埃希菌噬菌体 P1 中 CRE 基因编码表达的一个由 343 个氨基酸组成的蛋白质，它可以特异性识别 DNA 上的 loxP 序列，并根据 loxP 序列的位置和 loxP 序列之间的位置关系介导位点特异性重组反应。基于该特性发展而来的 Cre-loxP 重组技术可在 DNA 的特定位点上执行删除、插入、易位及倒位，从而仅在特定的细胞类型或收到特定的外部刺激时对细胞中 DNA 进行修改。

目前已有多种基于 Cre-loxP 技术的条件敲除小鼠模型可用于 TSC 肾脏病变的研究。Pax8rtTA-TRE-LC1；TSC1 fl/fl 小鼠模型可在强力霉素诱导下产生 TSC1 基因的定点敲除，并出现多囊肾和血管周围血管平滑肌脂肪瘤样病变；CAGG-CreERT2；TSC1 fl/fl 小鼠模型可在枸橼酸他莫昔芬诱导下出现多囊肾和镜下血管平滑肌脂肪瘤。而 Dermo1-Cre；TSC2 fl/fl 和 Darpp-32-Cre；TSC1 fl/fl 和 Ksp-Cre；TSC1fl/fl 小鼠模型可在不明显增加胚胎死亡率的前提下，实现肾上皮细胞中的一对等位 TSC1 或 TSC2 基因的敲除，并在

1～3 个月自发出现肾囊肿、肾囊腺瘤，并且 Ksp-Cre 和 TSC1fl/fl 小鼠模型在出生 80 天左右可逐渐进展为肾细胞癌。Cre-loxP 重组技术实现了小鼠 TSC1 和 TSC2 基因的条件性基因敲除，有效解决了 TSC1 和 TSC2 突变基因纯合体致死的问题，在结节性硬化研究的应用正在逐渐增加（表 1-2）。

表 1-2　条件敲除 TSC 肾脏病变小鼠模型

模型名称	基因编辑	模型特征
Pax8rtTA；TRE；LC1；TSC1 fl/+	在 6～8 个周龄时通过强力霉素诱导产生一个 TSC1 等位基因的缺失	单纯肾囊肿、多囊肾、血管平滑肌脂肪瘤样病变
Pax8rtTA-TRE-LC1；TSC1 fl/fl	通过强力霉素诱导造成肾小管上皮细胞中 2 个 TSC1 等位基因的缺失	严重多囊肾
CAGG-CreERT2；TSC1 fl/fl	在胚胎发育的 15.5 天（E15.5）通过枸橼酸他莫昔芬处理诱导胚胎 TSC1 基因的缺失	多囊肾、出血、镜下血管平滑肌脂肪瘤
Dermo1-Cre；TSC2 fl/fl	定向敲除中胚层来源的间质细胞中的 TSC2 基因	多囊肾
Ksp-Cre；TSC1fl/fl	特异性敲除肾小管细胞的 TSC1 基因	多囊肾、肾细胞癌
Ksp-CreERT2；TSC2 fl/fl	在 6～8 个周龄时通过强力霉素诱导产生肾远端小管上皮细胞中一对 TSC2 等位基因的缺失	多囊肾
Darpp-32-Cre；TSC1 fl/fl	定向敲除肾小管及纹状体神经元中的 TSC1 基因	多囊肾、肾囊腺瘤

2.2　免疫治疗

免疫逃逸是肿瘤发生、发展过程中的重要机制。肿瘤细胞常通过 T 淋巴细胞表面的 CTLA-4、PD-1 等免疫检查点相关蛋白来抑制 T 细胞免疫功能，诱导 T 细胞衰竭。mTOR 信号通路是调控 T 细胞成熟、分化的重要信号通路。TSC1 缺失可导致 T 细胞凋亡并显著抑制 T 细胞介导的感染特异性免疫反应。在 TSC 相关血管平滑肌脂肪瘤中，T 细胞表面同样存在 PD-1 的过表达的情况；动物实验提示，抗 PD-1 靶向治疗可使肿瘤体积缩小 67%，PD-1 和 CTLA-4 联合靶向治疗可以 62% 的小鼠中完全阻断肿瘤的生长。

TSC 相关肾脏上皮样肿瘤同样可能存在免疫检查点介导的免疫逃逸。TTJ 细胞是一种来自 TSC2+/- 小鼠肾脏上皮样肿瘤的恶性肿瘤细胞株，Maisel 等发现在 TTJ 细胞小鼠肺转移瘤中的 T 细胞高表达 PD-1，并且 PD-1 抗体靶向治疗可以显著改善小鼠的生存期。在 1 例依维莫司耐药的转移性肾癌患者的个案报道中，抗 PD-1 靶向治疗也获得了良好的疗效。

综上，目前动物实验提示免疫治疗可能用于 TSC 相关血管平滑肌脂肪瘤和 TSC 相关肾脏上皮样肿瘤的治疗中，但免疫治疗在 TSC 肾脏病变中的应用仍需要前瞻性临床研究的进一步验证。

2.3　SYK 抑制剂

SYK（脾酪氨酸蛋白激酶）是 mTOR 通路的下游分子，最早发现于造血细胞中，在免疫信号传导中起重要作用。研究者发现 SYK 也在血管平滑肌细胞、支气管上皮细胞以及 TSC 细胞株中高表达，并且可以通过上调 CCL2（C-C 模体趋化因子 2）的分泌促进外周血单核细胞分泌 VEGF-D，进而促进肿瘤血管新生。细胞及动物实验发现特异性 SYK 抑制剂 R406 和 R788 可显著抑制 TSC2 缺陷细胞株以及 TSC2 缺陷肿瘤的增殖。SYK 抑制剂在 TSC 相关肾脏病变中的应用有待进一步研究。

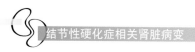
<h1 style="text-align:center">参考文献</h1>

1. Gomez, M. R.: History of the tuberous sclerosis complex. Brain Dev, 17 Suppl: 55, 1995

2. von Recklinghausen, F.: Die Lymphelfasse und ihre Beziehung zum Bindegewebe. [German]. Berlin: A. Hirschwald, 1862

3. Goodrick, S.: The road to Vogt's triad. Lancet Neurol, 14: 690, 2015

4. Pringle, J.: A case of congenital adenoma sebaceum. Br J Dermatol: 1, 1890

5. Gómez, M.: Tuberous sclerosis, 1st edn.: New York: Raven Press, 1979

6. Gomez, M.: Tuberous sclerosis, 2nd ed: New York: Raven, pp. 9–19, 1988

7. Northrup, H., Krueger, D. A.: Tuberous sclerosis complex diagnostic criteria update: recommendations of the 2012 Iinternational Tuberous Sclerosis Complex Consensus Conference. Pediatr Neurol, 49: 243, 2013

8. Fryer, A. E., Chalmers, A., Connor, J. M. et al.: Evidence that the gene for tuberous sclerosis is on chromosome 9. Lancet, 1: 659, 1987

9. Kandt, R. S., Haines, J. L., Smith, M. et al.: Linkage of an important gene locus for tuberous sclerosis to a chromosome 16 marker for polycystic kidney disease. Nat Genet, 2: 37, 1992

10. Roach, E. S., Smith, M., Huttenlocher, P. et al.: Diagnostic criteria: tuberous sclerosis complex. Report of the Diagnostic Criteria Committee of the National Tuberous Sclerosis Association. J Child Neurol, 7: 221, 1992

11. Roach, E. S., Gomez, M. R., Northrup, H.: Tuberous sclerosis complex consensus conference: revised clinical diagnostic criteria. J Child Neurol, 13: 624, 1998

12. Leung, A. K., Robson, W. L.: Tuberous sclerosis complex: a review. J

Pediatr Health Care, 21: 108, 2007

13．Lane, B. R., Aydin, H., Danforth, T. L. et al.: Clinical correlates of renal angiomyolipoma subtypes in 209 patients: classic, fat poor, tuberous sclerosis associated and epithelioid. J Urol, 180: 836, 2008

14．Green, A. J., Sepp, T., Yates, J. R.: Clonality of tuberous sclerosis harmatomas shown by non-random X-chromosome inactivation. Hum Genet, 97: 240, 1996

15．Crino, P. B., Nathanson, K. L., Henske, E. P.: The tuberous sclerosis complex. N Engl J Med, 355: 1345, 2006

16．Niida, Y., Lawrence-Smith, N., Banwell, A. et al.: Analysis of both TSC1 and TSC2 for germline mutations in 126 unrelated patients with tuberous sclerosis. Hum Mutat, 14: 412, 1999

17．Jones, A. C., Daniells, C. E., Snell, R. G. et al.: Molecular genetic and phenotypic analysis reveals differences between TSC1 and TSC2 associated familial and sporadic tuberous sclerosis. Hum Mol Genet, 6: 2155, 1997

18．蔡燚，李汉忠，张玉石．基于目标序列捕获二代测序技术对结节性硬化症相关肾脏病变患者的基因诊断．中华泌尿外科杂志，2016；37：465．

19．Bhatt, J. R., Richard, P. O., Kim, N. S. et al.: Natural History of Renal Angiomyolipoma(AML): Most Patients with Large AMLs > 4cm Can Be Offered Active Surveillance as an Initial Management Strategy. Eur Urol, 70: 85, 2016

20．Cai, Y., Li, H., Zhang, Y.: Re: Jaimin R. Bhatt, Patrick O. Richard, Nicole S. Kim, et al. Natural History of Renal Angiomyolipoma(AML): Most Patients with Large AMLs >4cm Can Be Offered Active Surveillance as an Initial Management Strategy. Eur Urol 2016; 70: 85–90. Eur Urol, 2016

21．蔡燚，李汉忠，张玉石．哺乳动物雷帕霉素靶蛋白抑制剂治疗结节性硬化症相关肾脏血管平滑肌脂肪瘤的研究进展. 中华泌尿外科杂志, 37: 875, 2016.

22. Bissler, J. J., Kingswood, J. C., Radzikowska, E. et al.: Everolimus for angiomyolipoma associated with tuberous sclerosis complex or sporadic lymphan gioleiomyomatosis(EXIST-2): a multicentre, randomised, double-blind, placebo-controlled trial. Lancet, 381: 817, 2013

23. Kawano, H., Y. Ito, F. Kanai, E. Nakamura, N. Tada, S. Takai, S. Horie, T. Kobayashi, and O. Hino, Aberrant differentiation of Tsc2-deficient teratomas associated with activation of the mTORC1-TFE3 pathway. Oncol Rep, 2015. 34 (5): p. 2251-8.

24. Onda, H., A. Lueck, P.W. Marks, H.B. Warren, and D.J. Kwiatkowski, Tsc2(+/-)mice develop tumors in multiple sites that express gelsolin and are influenced by genetic background. J Clin Invest, 1999. 104(6): p. 687-95.

25. Liu, H.J., P.H. Lizotte, H. Du, M.C. Speranza, H.C. Lam, S. Vaughan, N. Alesi, et al., TSC2-deficient tumors have evidence of T cell exhaustion and respond to anti-PD-1/anti-CTLA-4 immunotherapy. JCI Insight, 2018. 3(8).

26. Drusian, L., E.A. Nigro, V. Mannella, R. Pagliarini, M. Pema, A.S.H. Costa, F. Benigni, et al., mTORC1 Upregulation Leads to Accumulation of the Oncometabolite Fumarate in a Mouse Model of Renal Cell Carcinoma. Cell Rep, 2018. 24(5): p. 1093-1104 e6.

27. Yang, K., G. Neale, D.R. Green, W. He, and H. Chi, The tumor suppressor Tsc1 enforces quiescence of naive T cells to promote immune homeostasis and function. Nat Immunol, 2011. 12(9): p. 888-97.

28. Maisel, K., M.J. Merrilees, E.N. Atochina-Vasserman, L. Lian, K. Obraztsova, R. Rue, A.N. Vasserman, et al., Immune Checkpoint Ligand PD-L1 Is Upregulated in Pulmonary Lymphangioleiomyomatosis. Am J Respir Cell Mol Biol,

2018. 59(6): p. 723–732.

29. Lattanzi, M., F.M. Deng, L.A. Chiriboga, A.N. Femia, S.A. Meehan, G. Iyer, M.H. Voss, et al., Durable response to anti-PD-1 immunotherapy in epithelioid angiomyolipoma: a report on the successful treatment of a rare malignancy. J Immunother Cancer, 2018. 6(1): p. 97.

30. Cui, Y., W.K. Steagall, A.M. Lamattina, G. Pacheco-Rodriguez, M. Stylianou, P. Kidambi, B. Stump, et al., Aberrant SYK Kinase Signaling Is Essential for Tumorigenesis Induced by TSC2 Inactivation. Cancer Res, 2017. 77(6): p. 1492–1502.

第二章
结节性硬化症的诊断

第一节　临床诊断

2012 年 6 月 13～14 日在华盛顿特区举行新一届国际结节性硬化症共识会议，重新审视了 1998 年的第一次国际结节性硬化症共识会议提出的诊断标准（表 2-1）。

表 2-1　结节性硬化症的诊断标准

临床诊断	
主要特征	次要特征
1. 色素脱失斑（≥3），最小直径（5mm）	1. "斑斓"皮损
2. 血管纤维瘤（≥3）或头部纤维斑块	2. 牙釉质点状凹陷（≥3）
3. 指（趾）甲纤维瘤（≥2）	3. 口腔纤维瘤（≥2）
4. 鲨革斑	4. 视网膜色素斑
5. 多发性视网膜错构瘤	5. 非肾脏错构瘤
6. 皮质发育不良 *	6. 多发性肾囊肿
7. 室管膜下结节	
8. 室管膜下巨细胞星形细胞瘤	
9. 心脏横纹肌瘤	
10. 淋巴管肌瘤病（LAM）**	
11. 肾血管平滑肌脂肪瘤（AML）（≥2）**	

续表

临床诊断
确定诊断：2 个主要特征 或 1 个主要特征加 ≥ 2 个次要特征
可能诊断：1 个主要特征或 2 个次要特征

* 包括皮质结节和脑白质放射状移行线。

** 仅有 AML 和 LAM 两个主要特征，无其他特征不能确诊 TSC。

临床诊断标准包括 11 个主要特征和 6 个次要特征，具有 2 个主要特征或 1 个主要特征加 2 个或以上次要特征可以临床确诊，具有 1 个主要特征或 ≥ 2 个次要特征为"可能诊断"。值得注意的是，这些临床特征出现的时间以及发展的过程不完全一致，体现了结节性硬化症这一罕见病的复杂性及多元性，这也给临床诊断增加了一定的困难（图 2-1）。

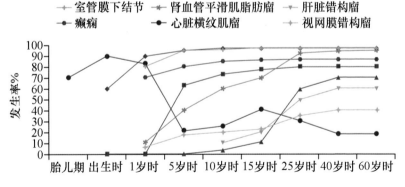

图 2-1　结节性硬化症累及不同器官在不同年龄出的发生率

TSC 的临床表现在不同的个体中差异极大，而且常常累及多个器官和系统，需要多学科的合作才能最终确诊，这常常使临床诊断结节性硬化症更具挑战性，从千变万化的临床症状和体征中抽丝剥茧，抓住重要体征和症状成为临床诊断的关键。

第二节 基因诊断

新版诊断标准最重要的变化是纳入了基因诊断。尽管在1998年会议之前已经发现了致病基因TSC1和TSC2，但由于当时没有广泛被认可的基因检测技术，因而未被纳入诊断标准。随着基因检测技术的发展，TSC1和TSC2突变的全面和可靠的筛选方法已确立，并且已经鉴定了许多致病突变。参加本次会议的遗传学专家的建议使TSC1或TSC2基因中的致病突变的鉴定成为独立的诊断标准。这一变化也将有利于在一些临床表现不典型，特别是年轻的TSC患者中的诊断，有利于早期实施更优的临床监测和治疗。然而，值得注意的是10%～25%的TSC患者常规基因检测并不能鉴定出致病性突变，因此，基因检测结果阴性并不能排除TSC的诊断。

1. TSC的基因诊断

检测到TSC1或TSC2基因致病性突变可以确诊为结节性硬化症。致病性突变包括明确导致TSC1或TSC2蛋白质功能失活的突变（如框移突变或无义突变），蛋白合成受阻的突变（如大片段基因缺失），抑或影响蛋白质功能的错义突变（网址：http://www.LOVD.nl/TSC1，http://www.LOVD.nl/TSC2）。其他类型的

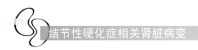

TSC1 或 TSC2 基因突变，若无明确对蛋白质功能的影响则不能确诊 TSC。值得注意的是应用传统的基因检测方式有 10% ~ 25% 的 TSC 患者无法检出基因突变，因此，基因检测阴性不能排除 TSC。

2. TSC 基因的检测方法

2.1 聚合酶链反应 - 单链构象多态性分析（single strand confirmation ploymorphism analysis of polymerase chain reaction products，PCR-SSCP）

多项大样本研究应用该技术检测 TSC 基因致病突变，其阳性率为 50% ~ 70%。该方法的优点是实施较为简单经济，无须特殊设备和试剂，同时可覆盖所有 TSC1 及 TSC2 基因外显子，假阳性率较低。但是该方法敏感性较其他方法低，操作费时费力。

2.2 变性高效液相色谱分析（denaturing high-performance liquid chromatography，DHPLC）

Hung 等应用该技术检测了 84 例 TSC 患者，发现该方法的阳性率约 76%。Choy 等研究也证实了这一点，并发现对于检测单核苷酸变异，变性高效液相色谱分析有更高的敏感度。该方法的优点为可大批量检测，操作自动化较高且条件易控制，可覆盖所有 TSC 外显子，成本相对较低。缺点是需要特殊仪器，而且检测周期较长。

2.3 多重连接探针扩增技术（multiplex ligation-dependent probe amplification，MLPA）

该技术仅适用于 TSC 基因大片段缺失或重排检测，需与其他检测方法相结合，因此不适宜鲜有大片段基因缺失或基因重排的 TSC1 基因的突变检测。

2.4　Sanger 测序

该方法为 TSC 基因突变检测的金标准，对 TSC 基因点突变和小片段移码突变具有很好的检测效能，目前该技术已经商业化，其敏感性和特异性均较高，但是不能检测 TSC 基因大片段缺失与重排，对于嵌合体检测的敏感性也较低。

2.5　目标序列捕获二代测序（next-generation sequencing，NGS）

目标序列捕获二代测序技术是一种高通量测序技术，具有高准确性、高通量、高灵敏度及低运行成本等突出优势，与传统测序技术相比，更加省时。相比第一代测序技术，NGS 采用反应实时阅读，显著缩短了检测时间，并可将测序费用降低几个数量级。与传统 Sanger 测序、PCR 及定量 PCR 等检测方式相比，NGS 在全面解决多基因及遗传异质性疾病方面具有更具优势，可同时进行多个样本的检测，而且对于 SNV、缺失或重复的检测准确性更高。相比于多重连接探针扩增（multiplex ligation-dependent probe amplification，MLPA）和单核苷酸多态性微阵列（SNP-Array）等相对高通量检测技术，NGS 不仅可检测出已知的致病性突变，还可以发现新的突变位点，同时能避免上述技术检测存在的基因 SNP 的种族差异性（假阴性）。NGS 更适合多样本、多外显子同步筛查，可实现数十个样本，多达上千万个片段的测序分析，为基于人群范围的遗传病筛查奠定了基础，具有极大的临床应用潜能。另一方面，NGS 也存在以下不足之处：首先，NGS 适用于点突变及 20bp 以内的缺失插入突变（微小突变）以及外显子水平的

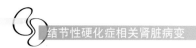

纯合型缺失检测，不适用于杂合性基因大片段拷贝数变异、动态突变及复杂重组等特殊类型突变的检测，也不适用于检测基因组结构变异、大片段杂合插入突变及位于基因调节区及深度内含子区的突变。其次，NGS 成本相对较高，而且检测周期相对较长。最后，对于可疑的突变一般需进行 Sanger 法测序验证，所以 NGS 和 Sanger 测序技术结合使用可发挥各自优势，满足临床应用的需要。

第三节 初诊结节性硬化症的系统筛查及评估

1. 初诊或可疑结节性硬化症患者的监测与治疗的推荐意见（所有系统及器官）（表 2-2）

表 2-2 初诊结节性硬化症检测与治疗意见

系统器官或专业领域	推荐意见
遗传学	• 了解患者三代以内的家族史以评估其他家庭成员罹患 TSC 的风险 • 建议可疑结节性硬化症患者及家庭成员接受基因检测，尤其是临床表现不典型者
脑	• 头颅 MRI 评估是否存在皮质结节、室管膜下结节、脑白质放射状移行线及室管膜下巨细胞星形细胞瘤 • 评估是否存在结节性硬化症相关神经精神障碍（TAND），如自闭症、多动症及抑郁、焦虑等精神障碍 • 在婴幼儿期间，即使初诊前无痉挛症发作，也应教育患儿父母学会识别婴儿痉挛症 • 行常规脑电图检测。如临床表现有异常，如考虑 TAND，建议行 24 小时动态脑电图监测以早期发现亚临床癫痫
肾	• MRI 评估肾脏是否存在血管平滑肌脂肪瘤和肾囊肿 • 筛查是否存在高血压 • 肾血流功能显像评估分肾功能（GFR）

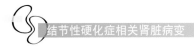

续表

系统器官或专业领域	推荐意见
肺	• 18 岁以上女性患者，即使无临床症状，也需评估肺功能情况（肺通气功能检测和 6 分钟步行试验），同时行高分辨率胸部 CT（HRCT）检查评估是否存在 LAM。成年男性患者，如果有症状，需进行上述检查 • 告知所有患者吸烟和育龄期妇女服用雌激素可能增加 LAM 发生的风险
皮肤	• 详细评估并记录皮肤表现情况
牙齿	• 详细评估并记录牙齿表现情况
心脏	• 产前胎儿超声检测是否存在心脏横纹肌瘤，产前即可发现的心脏横纹肌瘤往往提示较高的心力衰竭风险 • 超声心动图评估是否存在心脏横纹肌瘤，尤其是 < 3 岁的幼儿 • 所有患者均应行心电图检测（ECG）以评估是否存在潜在异常
眼	• 详细评估并记录眼科检查情况，包括眼底镜评估视网膜病变情况以及是否存在视野缺损

2. 已确诊或可能诊断结节性硬化症患者的监测与治疗的推荐意见（所有系统及器官）（表 2-3）

表 2-3　已确诊结节性硬化症检测与治疗意见

系统器官或专业领域	推荐意见
遗传学	• 完善基因检测，尤其是对于育龄期及有生育要求的女性患者

系统器官或专业领域	推荐意见
脑	• 无临床症状的患者，在 25 岁之前应每 1~3 年行头颅 MRI 检查以早期发现室管膜下巨细胞星形细胞瘤（SEGA）；无临床症状的患者，既往检查已发现有较大体积或生长迅速的 SEGA，或引起脑室扩张的 SEGA，需更加频繁地行头颅 MRI 检查，同时应教育患者及家属识别 SEGA 可能引起的临床症状；儿童患者已发现 SEGA，但无临床表现者，同样需每 1~3 年行头颅 MRI 检查，评估 SEGA 进展情况 • 患者因 SEGA 诱发急性症状者，需手术切除 SEGA；需考虑脑脊液引流或分流术；对于增长迅速但无临床症状的患者，手术切除或 mTOR 抑制剂均可以考虑，结合不同治疗方式风险、副作用及花费等综合考虑选择 • 每年至少评估 1 次结节性硬化症相关神经精神障碍（TAND）相关症状；在每个关键时期：婴幼儿期(0~3 岁)、学前期(3~6 岁)、小学期(6~9 岁)、青少年时期(12~16 岁)、成年早期(18~25 岁)均分别有一次全面而完善的评估和记录；针对不同 TAND（自闭症、多动症、抑郁症或焦虑等），需遵循循证医学证据个体化治疗；对于 TAND 患者需考虑予以个体化教育计划（IEP）；突然的性格或行为改变需密切评估是否因 SEGA、癫痫或肾脏受累进展所致 • 可疑或确诊癫痫发作的患者均应定期行脑电图检查（EEG），EEG 评估的频率应根据临床需要决定；对于癫痫发作不典型，或无法解释的睡眠及行为改变，或其他认知或神经功能障碍者推荐行长时间视频 EEG 或 24 小时 EEG 检查 • 推荐氨己烯酸（Vigabatrin）为婴幼儿痉挛症的一线治疗用药；促肾上腺皮质激素（ACTH）可用于氨己烯酸治疗无效的患儿；其他癫痫类型的抗惊厥治疗遵循常规癫痫治疗方案；药物治疗无效的难治性癫痫可以考虑手术治疗，但是在神经退行性变的年幼患者中应谨慎考虑，建议由癫痫治疗中心经验丰富的术者进行手术

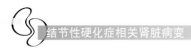

续表

系统器官或专业领域	推荐意见
肾	<ul><li>每1~3年行MRI检查评估肾血管平滑肌脂肪瘤和肾囊肿的进展情况，终身随诊</li><li>评估肾脏功能（每年肾血流功能检查和监测血压）</li><li>推荐选择性动脉栓塞为肾脏血管平滑肌脂肪瘤破裂出血的一线治疗方案，应尽量避免肾切除术</li><li>无临床症状者，肾血管平滑肌脂肪瘤最大径 > 3cm，推荐 mTOR 抑制剂为一线治疗方式</li><li>无临床症状者，选择性动脉栓塞和肾部分切除术为二线治疗方式</li></ul>
肺	<ul><li>每次就诊均应筛查肺淋巴管肌瘤病（LAM）的早期临床症状，包括劳力性呼吸困难和呼吸急促；告知吸烟和服用雌激素可加速 LAM 的进展</li><li>初次高分辨率胸部 CT（HRCT）未发现囊性变且无临床症状的患者，应每5~10年复查 HRCT；初次高分辨率检查发现囊性变的患者，每年应评估肺功能（肺通气功能检查和6分钟步行试验），每2~3年复查 HRCT</li><li>LAM 引起中重度症状或进展迅速者，可予 mTOR 抑制剂治疗；TSC-LAM 患者最终可能需要肺移植治疗，但是 TSC 相关并发症可能影响肺移植成功率</li></ul>
皮肤	<ul><li>每年详细评估并记录皮肤表现情况</li><li>皮肤病变快速变化、毁损容貌或出现临床症状者可予以相应的临床处理，如手术切除、激光手术或局部应用 mTOR 抑制剂</li></ul>
牙齿	<ul><li>每6个月详细评估并记录牙齿表现情况，对于7岁以上患者拍摄牙片</li><li>有症状者，牙齿畸形者，口腔纤维瘤或下颌骨病变者可考虑手术治疗</li></ul>

系统器官或专业领域	推荐意见
心脏	● 无症状的患者，在心脏横纹肌瘤消失之前，每1~3年复查心电图（ECG）；对于有临床症状的患者，需更加频繁复查及高阶的诊断手段 ● 所有无症状的患者应每3~5年复查ECG以早期发现心脏传导异常；对于有临床症状的患者，需更加频繁复查，高阶的诊断手段，如院外心血管事件监测
眼	● 对于初诊时发现视网膜病变或视力下降者，需每年复查眼底镜评估视网膜病变进展情况；对于应用氨己烯酸（Vigabatrin）治疗的患者，无须更加频繁地复查，除非出现新的临床症状

TSC 诊断可按下图流程进行。

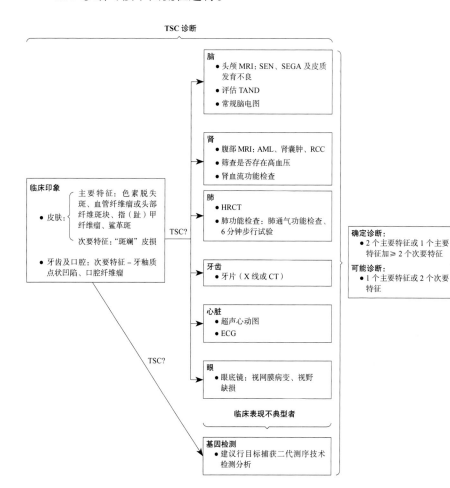

图 2-2 结节性硬化症的诊治流程图

TSC：结节性硬化症；SEN：室管膜下结节；SEGA：室管膜下巨细胞星形细胞瘤；
TAND：结节性硬化症相关神经障碍；HRCT：高分辨率胸部 CT；ECG：心电图检查；
CR：心脏横纹肌瘤；LAM：肺淋巴管肌瘤病；AML：血管平滑肌脂肪瘤；RCC：肾细胞
癌；EEG：脑电图检查；ACTH：促肾上腺皮质激素；mTOR：哺乳动物雷帕霉素靶蛋白

TSC 监测

TSC 治疗

- SEGA：初诊（-），每 1~3 年复查头颅 MRI；初诊（+），识别早期症状，频繁复查
- TAND：至少每年评估并记录
- 癫痫：初诊（-），可疑症状者，予以长时间视频 EEG 或 24 小时 EEG；初诊（+），根据临床需要定期复查 EEG

- SEGA：急性症状，手术切除或引流、分流术；增长迅速，但无症状者，mTOR 抑制剂或手术切除
- TAND：个体化治疗；个体化教育计划
- 癫痫：婴儿痉挛症，一线用药为氨己烯酸，二线为 ACTH；其他癫痫类型常规处理；难治性癫痫可予 mTOR 抑制剂或手术治疗

- AML：每 1~3 年行 MRI 评估，每年复查肾血流功能检查和检测血压
- 肾囊肿：每 1~3 年行 MRI 评估，每年复查肾血流功能检查和监测血压
- RCC

- AML：AML 破裂出血，推荐选择性动脉栓塞为一线治疗，尽量避免肾切除术；无症状者，>3cm，推荐 mTOR 抑制剂为一线治疗，选择性动脉栓塞和肾部分切除为二线治疗
- 肾囊肿：难治性高血压者，可考虑切除患肾，透析准备
- RCC：推荐肾部分切除

- LAM：患者教育：戒烟、避免使用雌激素及识别早期症状；初诊（-），无症状者，每 5~10 年复查 HRCT；初诊（+），每年评估肺功能，每 2~3 年复查 HRCT

- LAM：中重度症状或进展迅速者，可以予以 mTOR 抑制剂治疗；TSC-LAM 患者最终可能需要肺移植治疗，但是 TSC 相关并发症可能影响肺移植成功率

- 牙齿病变及口腔纤维瘤：每 6 个月详细评估并记录牙齿情况，7 岁以上患者拍摄牙片

- 牙齿病变及口腔纤维瘤：有症状者，牙齿畸形者，口腔纤维瘤或下颌骨病变者可考虑手术治疗

- CR：无症状者，每 1~3 年复查 ECG，直至消失；有症状者，频繁复查及高阶的诊断手段

- CR：通常会自发性消失，引起恶性心律失常或心脏功能不全者，需考虑手术治疗

- 视网膜病变：初诊（+），每年复查眼底镜评估视网膜病变进展情况

- 视网膜病变：有症状或视力下降者，可予以 mTOR 抑制治疗

- 皮肤病变：每年详细评估并记录皮肤表现情况

- 皮肤病变：皮肤病变快速变化、毁损容貌或出现临床症状者可如手术切除、激光手术或局部应用 mTOR 抑制剂

参考文献

1. Gomez, M. R.: History of the tuberous sclerosis complex. Brain Dev, 17 Suppl: 55, 1995

2. von Recklinghausen, F.: Die Lymphelfasse und ihre Beziehung zum Bindegewebe. [German]. Berlin: A. Hirschwald, 1862

3. Goodrick, S.: The road to Vogt's triad. Lancet Neurol, 14: 690, 2015

4. Pringle, J.: A case of congenital adenoma sebaceum. Br J Dermatol: 1, 1890

5. Gómez, M.: Tuberous sclerosis, 1st edn.: New York: Raven Press, 1979

6. Gomez, M.: Tuberous sclerosis, 2nd ed: New York: Raven, pp. 9–19, 1988

7. Northrup, H., Krueger, D. A.: Tuberous sclerosis complex diagnostic criteria update: recommendations of the 2012 Iinternational Tuberous Sclerosis Complex Consensus Conference. Pediatr Neurol, 49: 243, 2013

8. Fryer, A. E., Chalmers, A., Connor, J. M. et al.: Evidence that the gene for tuberous sclerosis is on chromosome 9. Lancet, 1: 659, 1987

9. Kandt, R. S., Haines, J. L., Smith, M. et al.: Linkage of an important gene locus for tuberous sclerosis to a chromosome 16 marker for polycystic kidney disease. Nat Genet, 2: 37, 1992

10. Roach, E. S., Smith, M., Huttenlocher, P. et al.: Diagnostic criteria: tuberous sclerosis complex. Report of the Diagnostic Criteria Committee of the National Tuberous Sclerosis Association. J Child Neurol, 7: 221, 1992

11. Roach, E. S., Gomez, M. R., Northrup, H.: Tuberous sclerosis complex consensus conference: revised clinical diagnostic criteria. J Child Neurol, 13: 624, 1998

12. Leung, A. K., Robson, W. L.: Tuberous sclerosis complex: a review. J Pediatr Health Care, 21: 108, 2007

13. Crino, P. B., Nathanson, K. L., Henske, E. P.: The tuberous sclerosis complex. N Engl J Med, 355: 1345, 2006

14. Hung, C. C., Su, Y. N., Chien, S. C. et al.: Molecular and clinical analyses of 84 patients with tuberous sclerosis complex. BMC Med Genet, 7: 72, 2006

15. Choy, Y. S., Dabora, S. L., Hall, F. et al.: Superiority of denaturing high performance liquid chromatography over single-stranded conformation and conformation-sensitive gel electrophoresis for mutation detection in TSC2. Ann Hum Genet, 63: 383, 1999

16. Kozlowski, P., Roberts, P., Dabora, S. et al.: Identification of 54 large deletions/duplications in TSC1 and TSC2 using MLPA, and genotype-phenotype correlations. Hum Genet, 121: 389, 2007

17. 蔡燚，李汉忠，张玉石. 基于目标序列捕获二代测序技术对结节性硬化症相关肾脏病变患者的基因诊断. 中华泌尿外科杂志，37：465，2016.

18. Muzykewicz, D. A., Newberry, P., Danforth, N. et al.: Psychiatric comorbid conditions in a clinic population of 241 patients with tuberous sclerosis complex. Epilepsy Behav, 11: 506, 2007

19. Chung, T. K., Lynch, E. R., Fiser, C. J. et al.: Psychiatric comorbidity and treatment response in patients with tuberous sclerosis complex. Ann Clin Psychiatry, 23: 263, 2011

20. Winterkorn, E. B., Pulsifer, M. B., Thiele, E. A.: Cognitive prognosis of patients with tuberous sclerosis complex. Neurology, 68: 62, 2007

21. Curatolo, P., Bombardieri, R., Jozwiak, S.: Tuberous sclerosis. Lancet, 372: 657, 2008

22. Jozwiak, S., Kotulska, K., Kasprzyk-Obara, J. et al.: Clinical and genotype studies of cardiac tumors in 154 patients with tuberous sclerosis complex.

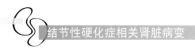

Pediatrics, 118: e1146, 2006

    23. Brook-Carter, P. T., Peral, B., Ward, C. J. et al.: Deletion of the TSC2 and PKD1 genes associated with severe infantile polycystic kidney disease-a contiguous gene syndrome. Nat Genet, 8: 328, 1994

    24. Smulders, Y. M., Eussen, B. H., Verhoef, S. et al.: Large deletion causing the TSC2-PKD1 contiguous gene syndrome without infantile polycystic disease. J Med Genet, 40: E17, 2003

    25. Henske, E. P., McCormack, F. X.: Lymphangioleiomyomatosis-a wolf in sheep's clothing. J Clin Invest, 122: 3807, 2012

    26. Camposano, S. E., Greenberg, E., Kwiatkowski, D. J. et al.: Distinct clinical characteristics of tuberous sclerosis complex patients with no mutation identified. Ann Hum Genet, 73: 141, 2009

    27. Aronow, M. E., Nakagawa, J. A., Gupta, A. et al.: Tuberous sclerosis complex: genotype/phenotype correlation of retinal findings. Ophthalmology, 119: 1917, 2012

    28. Aydin, H., Magi-Galluzzi, C., Lane, B. R. et al.: Renal angiomyolipoma: clinicopathologic study of 194 cases with emphasis on the epithelioid histology and tuberous sclerosis association. Am J Surg Pathol, 33: 289, 2009

    29. Nelson, C. P., Sanda, M. G.: Contemporary diagnosis and management of renal angiomyolipoma. J Urol, 168: 1315, 2002

    30. Yang, P., Cornejo, K. M., Sadow, P. M. et al.: Renal cell carcinoma in tuberous sclerosis complex. Am J Surg Pathol, 38: 895, 2014

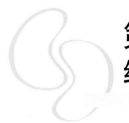

第三章
结节性硬化症的肾外病变

TSC 几乎可以累及人体所有的器官及系统，最常见的是皮肤、脑、肾、肺和心脏的良性肿瘤，由于正常器官实质被多种细胞类型所替代，导致相应器官或系统功能障碍。TSC 临床表现在不同个体中差异极大，且常常累及多个器官和系统，需要多学科合作才能最终确诊，这常常使临床诊断 TSC 更具挑战性。TSC 的肾外病变对于 TSC 相关肾脏病变的诊断具有重要参考价值。本章中我们将以 2012 年最新的结节性硬化症临床诊断标准为基础，结合中国患者典型的图例从不同系统及器官来说明结节性硬化症的典型临床特征。

第一节　皮肤病变

1. 临床表现

约 90% 的 TSC 患者有皮肤损害，出生或儿童时期即可出现，常作为 TSC 的首发表现，在青春期增大增多，此后逐渐趋于稳定，少部分患者可自行消退。TSC 发病与 TSC1 或 TSC2 基因突变相关。研究表明 TSC2 突变的发生率更高，临床表现更严重。然而针对皮肤表现的基因型与临床表型的研究仍较少，一项小样本临床研究表明面部血管瘤患者中 TSC2 基因较 TSC1 基因呈现更高的突变率趋势，但尚缺乏统计学意义。TSC 皮肤表现多样，部分特异性较高，且通常较其他系统病变出现更早，在 TSC 疾病的诊断及早期识别中起到重要的作用。2012 年国际结节性硬化症共识大会对 1998 年制定的 TSC 诊疗共识做了修订。依据新的诊断标准，皮肤病变占 11 条主要诊断标准中的 4 条，6 条次要标准中的 1 条。

1.1　主要特征

1.1.1 色素减退斑

又称叶状白斑，是本病最常见的皮肤表现，见于 90% 的患者，常在出生时或婴儿期即发生，为部分 TSC 患者的首发表现。病变常呈椭圆形，多位于在躯干部特别是臀部，在伍德（Wood）灯下检查最易被发现。在新的诊断标准中，要求色素减退斑的个数 ≥ 3 个，直径 ≥ 5mm，以此来区分 TSC 的另一皮肤特征（纸屑样皮损）及其他非特异性病变。此外，界限清楚的灰发或白发也算作色素减退斑（图 3-1 F）。

1.1.2　血管纤维瘤或头部纤维斑块

血管纤维瘤见于 75% 的患者，常于 3 ~ 4 岁出现，有时甚至更晚；青春期后变得更广泛，成年后保持不变。常为坚韧、散在的带黄色的毛细血管扩张性丘疹，丘径 1 ~ 10mm，常累及面部颧骨区从鼻唇沟延伸至颊下颈部，间或见于耳部，数量多而明显（图 3-1 A-B）。散发的、孤立的血管纤维瘤样皮损在人群中可见，因此，数量 ≥ 3 个的面部血管纤维瘤被定义为主要标准。其他遗传性疾病中亦可出现面部多发血管纤维瘤，如 BHD 综合征（Birt-Hogg-Dube 综合征）及 MEN1（多发性内分泌肿瘤综合征 I 型）等，但这些疾病的起病时间较 TSC 更晚，因此成人起病的血管纤维瘤需与具有血管纤维瘤表现的其他遗传性疾病相鉴别。数量小于 3 个或皮损出现时间较晚的非典型病变有时需要活检病理进一步证实，尤其在缺乏其他系统受累或 TSC 基因突变为阴性而临床高度怀疑 TSC 的患者。

头部纤维斑块见于 25% 的患者，常在前额及头皮处出现特征性棕色纤维斑块，皮肤色或黄褐色，表面光滑，隆起，硬如象皮，在受累新生儿和婴儿行体格检查时，这可能是最先和最易识别的 TSC 特征（图 3-1 E）。组织病理与血管纤维瘤类似，可能为 TSC 最特异的皮肤病变。

1.1.3 指（趾）甲纤维瘤

见于 15%～20% 的患者，常在青春期或其后出现，趾甲比指甲更常受累。鉴于发病年龄不一，临床医生首次评估 TSC 时，必须检查患者及其父母的指/趾甲。甲纤维瘤包括甲周和甲下的纤维瘤。从甲周长出的鲜红色赘生物光滑、坚韧，常呈 5～10mm 长，但可很大，常为多发（图 3-1 C-D）。无明显纤维瘤的甲纵沟也很常见。

1.1.4 鲨革斑

见于 50% 的患者，常在 10 岁前出现，是一种不规则增厚的并稍高起的软斑块，呈皮色或淡黄色，表面可呈橘皮样外观，常位于腰、骶部，单个或多发，大小 1～10cm 不等。此病变对诊断特异性较高（图 3-1 G）。

1.2 次要特征

斑斓皮损发病率不等，平均发病率为 58%，儿童中的发病率为 3%。表现为全身散在的直径在 1～3mm 的色素减退性丘疹。此病变对成年人的诊断特异性较低，正常成年人长期慢性日光暴露也可出现类似的皮损。但 TSC 患者的病变常在 10 岁前出现，且皮损可不对称，此为鉴别点。

1.3 其他不常见病变

包括甲下的红色彗星状纹（远端头部较大、近端尾部较窄的红色纵向条纹）、裂片形出血及纵向白甲（从甲母质延伸至甲末端的白色条纹）。

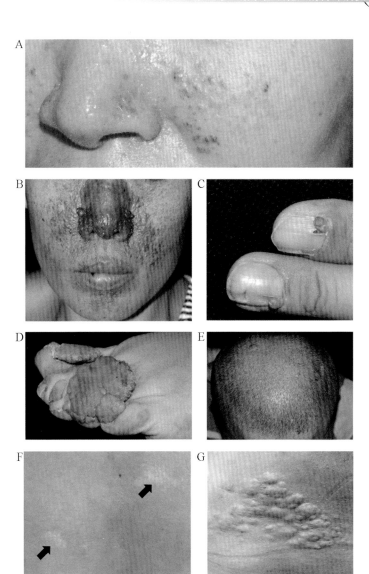

图 3-1　结节性硬化症皮肤病变

A～B. 血管纤维瘤；C～D. 甲纤维瘤；E. 头部纤维斑块；

F. 色素减退斑；G. 鲨鱼皮样斑。

2. 组织病理

色素减退斑处黑素细胞的酪氨酸酶活性降低，细胞数量正常，但对 Dopa 反应呈弱阳性。电子显微镜下黑素细胞及角质形成细胞内的黑素小体变小，黑素化程度降低。

面部血管纤维瘤表现为表皮萎缩变平，真皮毛细血管扩张，纤维血管组织错构性增生（图 3-2）。有些损害内，成纤维细胞增大，呈星状，似神经胶质细胞。增粗的胶原纤维围绕皮肤附属器呈层状排列，弹性纤维断裂、消失，有时可见神经组织增生。皮肤附属器伴发萎缩或被挤压。

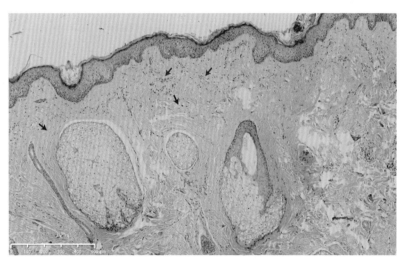

图 3-2　结节性硬化血管纤维瘤组织病理图

表皮角化过度，毛囊角栓形成，基底层色素增加，真皮浅层血管增生，皮肤附属器周围胶原纤维呈致密层状排列（HE×200）；红色箭头示毛细血管增生，蓝色箭头示胶原纤维增生、结构紊乱及附属器周围层状致密排列。

甲周及甲下纤维瘤仅见血管纤维组织，于明显纤维化处可见星状成纤维细胞，似神经胶质细胞。

鲨革斑可表现为：相互交织的致密的胶原纤维束，走向不规则，弹性纤维断裂，或呈块状或减少，似结缔组织痣；若位于真皮深层，粗的胶原束形成团块，似局限性硬皮病。

3. 治疗方案

建议对于 TSC 患儿的皮肤病变至少进行每年 1 次的常规检查。若皮损短期内增大或数量增多，功能受限（如影响视力、呼吸或运动），造成疼痛或出血，或影响患者正常社交，可增加随访频率或给予干预。有研究表明日光暴露可能是面部血管纤维瘤的形成因素之一，因此建议患儿家属从小为患儿做好防晒。

3.1 局部治疗

局部治疗是 TSC 患者传统的治疗选择，需权衡病变生长速度，复发概率及瘢痕形成可能来为患者制定个体化的治疗方案。对于面部血管纤维瘤凸出不明显的患儿可在学龄期行染料激光治疗以减轻红斑。对于较大的面部血管纤维瘤，可在青春期后期再行剥脱性激光治疗，以降低复发率。染料激光术后色素减退、色素沉着及瘢痕的风险较低，但疗效常不持久，可能需要联合其他治疗方法，包括 ALA 光动力治疗。剥脱性激光可以抚平皮损，但通常需要全身麻醉及较复杂的术后护理。氩激光对血管瘤组织疗效较好，而 CO_2 激光对较多纤维组织疗效较好。其他治疗方法如刮除术、磨削术、液氮冷冻、电灼等均有一定疗效。

3.2 mTOR 抑制剂

目前临床获批可用于 TSC 的两种 mTOR 抑制剂分别为西罗莫司和依维莫司。西罗莫司能够减小患者血管纤维瘤的体积。依维莫司被美国 FDA 批准用于成人不需立即手术的肾血管平滑肌脂肪瘤，以及儿童或成年人不可切除的室管膜下巨细胞星形细胞瘤。多个临床试验表明 mTOR 抑制剂能够改善 TSC 患者皮肤病变。但 mTOR 抑制剂长期应用的安全性尚缺乏临床研究证实。

对于有皮肤病变的 TSC 患者，手术或药物治疗选择应综合考虑患者全身状况。mTOR 抑制剂能够增加手术切口并发症发生率，延长切口愈合时间。因此，治疗时首要考虑的因素是患者是否正在或短期内将要应用系统性 mTOR 抑制剂。对于没有迫切使用 mTOR 抑制剂指征的患者，在系统性用药前，评估可能会对传统方法有治疗效果的病损，先行局部治疗可能是更加明智的选择。一项纳入 179 名患者的随机临床对照试验显示，外用 0.1% 或 1% 的西罗莫司软膏可导致 61.5% 和 81.8% 的 TSC 相关面部血管纤维瘤得到改善，且大多数患者耐受性良好，仅出现轻度不良反应，无 mTOR 抑制剂吸收导致的系统性不良反应。另一项纳入 62 名患者的随机临床对照试验发现，外用 2% 西罗莫司凝胶 3 个月可导致 60% 的面部血管纤维瘤患者症状改善，且仅出现 1 例严重不良反应，所有患者均能够完成治疗。局部应用西罗莫司对于减轻面部血管纤维瘤红斑及缩小皮损有较好的疗效，但目前市场上尚无商业化外用西罗莫司制剂。

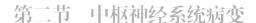

第二节 中枢神经系统病变

TSC 特征性中枢神经系统病变包括：胶质神经元错构瘤，又称室管膜下结节；室管膜下巨细胞瘤（subependymal giant cell tumor，SGCT），又称室管膜下巨细胞星形细胞瘤（subependymal giant cell astrocytomas，SEGAs）；皮质发育不良（发育不良性和髓鞘形成不良性白质病变）。

1. 临床表现

临床上，中枢神经系统受累是 TSC 最重要的特征之一，约 80%TSC 患者的主要特征是神经系统症状，包括癫痫发作、认知障碍、行为异常等。癫痫发作是 TSC 最常见和最显著的症状之一，累及 79%～90% 的 TSC 患者。超过 60% 的患者癫痫发作起始于 1 岁之内，不过，成年后仍有新发癫痫的风险。初诊时婴儿痉挛是最常见的癫痫发作类型，见于 36%～69% 的患者；其他癫痫发作类型包括：伴和不伴意识障碍的局灶性癫痫发作、局灶性发作演变为双侧强直-阵挛性发作，以及全面性癫痫发作等。常规脑电图可见大约 75% 的 TSC 患者有癫痫样异常放电，包括局灶性或多灶性痫样放电、高度失律和广泛性棘波异常等。

认知障碍也是 TSC 的主要特征之一，有 44%～65% 的患者存在认知障碍，认知障碍与婴儿痉挛史、难治性癫痫发作及胶质神经元错构瘤数量有关，但与后者的关联较弱。与 TSC 的其他特征类似，患者认知障碍程度也有很大差异。孤独症和孤独症行为（包括多动、注意力不集中和自伤行为）在 TSC 儿童中常见，TSC 儿童严重行为问题的患病率为 40%～90%。尽管行为问题可见于智力正常或认知功能障碍的情况下，但智力低下和癫痫发作频率较高可能是行为障碍的危险因素。尚不明确孤独症与胶质神经元错构瘤的特定部位有无关联。

2. 影像表现

脑部 MRI 显示，约 90% 的 TSC 儿童存在皮质胶质神经元错构瘤和室管膜下结节。皮质胶质神经元错构瘤 MRI 表现为 T1WI 呈等信号，T2WI 呈稍高信号，T2-FLAIR 呈高信号（图 3-3 白色箭头所示），部分皮质结节下脑白质呈线状及放射状高信号，从侧脑室旁白质向大脑皮质走行。脑部 CT 可见大约半数患者皮质胶质神经元错构瘤发生钙化。室管膜下结节 MRI 表现为 T1WI 呈等或稍高信号，T2WI 上结节为低或等信号；室管膜下结节也常发生钙化，CT 表现为特征性的高密度钙化结节（图 3-4），圆形或类圆形，直径数毫米，常多发且两侧分布，主要分布于侧脑室体部、前角的前部，尾状核头部等处。SGCT 表现为基底部与室管膜相连，并突入侧脑室的肿块（图 3-5），直径 ≥ 10mm 可作为识别 SGCT 的标准，MRI 信号不均匀，可伴有强化等特点也有助于与 TSC 其他的脑损害相区别，但通常不能仅凭影像学标准来鉴别室管膜下结节与 SGCT。

一些诊断性特征与并发症发病率增加有关，故可能最有助于制定室管膜下病变的临床决策，此类特征包括：①新发症状或视乳头水肿；②脑积水；③系列成像检查显示病变生长等。对于大多数病例，无论肿瘤大小、位置、信号特征或病灶强化情况，只要出现上述这些特征，就应将病变界定为 SGCT 而非室管膜下结节。线性脑白质病变（图 3-6），通常从脑室延伸到皮质，在线性病变的 2 个末端分别有室管膜下结节和皮质下病变，在 MRI T2 加权像、Flair 上呈高信号，在 T1 加权像上呈等信号或低信号。

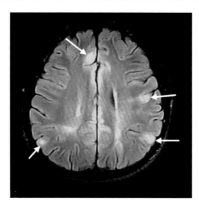

图 3-3 皮质胶质神经元错构瘤（皮质结节）

脑部 MRI 示 T2-FLAIR 高信号（白色箭头指示）。

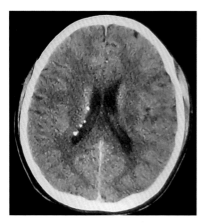
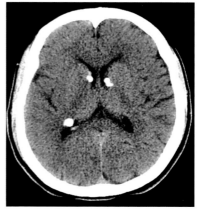

图 3-4 室管膜下结节脑部 CT 图

左图：侧脑室体部多发圆形或类圆形高密度钙化结节；右图：右侧脑室后角旁、双侧尾状核头部多发高密度钙化结节。

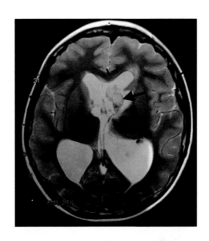

图 3-5　室管膜下巨细胞瘤脑部 MRI 图

左侧侧脑室前角后部肿瘤呈不均匀 T2WI 信号（黑色箭头指示），并引起梗阻性脑积水。

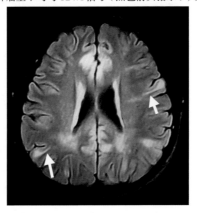

图 3-6　线性脑白质病变脑部 MRI 图

Flair 线样高信号（白色箭头指示）。

3. 组织病理

组织学上，皮质胶质神经元错构瘤由增大、非典型、紊乱的神经元成分及胶质成分构成，伴有星形细胞增多。同样，室管膜下结节也由非典型、增大的胶质细胞及神经元细胞构成。为了一致体现其错构瘤性质，在描述患者病变时，最好使用"胶质神经元错构瘤"来取代"结节"这一旧称。这些结节除了体积较小以外，无法从组织学上与 SEGAs 加以鉴别。

SGCT 是一种生长缓慢的良性肿瘤，在 TSC 患者出现率为 5%～20%，常见于脑室周围区域，虽然 SGCT 常被称为室管膜下巨细胞星形细胞瘤（SEGAs），但 SGCT 由混合的胶质神经细胞系构成，因此更准确的描述是室管膜下巨细胞瘤（SGCT）。SGCT 可能源于既已存在的室管膜下结节出现生长。TSC 患者常见白质病变，包括结节、囊肿、神经胶质增生和髓鞘形成不良等，大约 15% 的 TSC 儿童存在线性脑白质病变，也称辐射状迁移线，是由神经元移行障碍引起的脱髓鞘、髓鞘形成障碍和髓鞘形成不良。

4. 治疗

4.1　TSC 相关室管膜下巨细胞星形细胞瘤（SEGAs）的相关治疗

高达 20% 的 TSC 患者可发生 SEGA，多数发生于幼年至青少年时期，而非成年期。在 TSC 患者中筛查 SEGAs 或监测其变化对于预防严重后遗症至关重要。对于 25 岁以下无症状的 TSC 患者，每 1～3 年需行头部 MRI 来监测新发病灶；对于尚无症状但已经存在 SEGA 的患者需增加 MRI 检查频率，并告知其新发症状的潜在可能。童年时期发生无症状 SEGA 的患者也应定期行影像学检查以保证病灶无进展。对于肿瘤进行性增长或神经系统状况迅速恶化的病例，神经影像学检查更加频繁。

手术是症状性 SEGA 的首选治疗方式，手术的风险 – 获益需由神经外科医生以及多学科团队在术前进行评估。目前最大的一项欧洲研究显示，推迟手术可能会导致显著的发病率。但并非所有病例均适合手术，如具有高风险，特别是年龄 ≤ 3 岁、双侧肿瘤和 / 或巨大病灶的患者不适宜手术治疗。SEGA 复发可出现在仅部分肿瘤被切除的病例，需要重复手术并增加术后并发症的风险。

一项依维莫司治疗 TSC-SEGA 的 I / II 期临床试验显示，75% 的患者 SEGA 体积相比基线水平减少 ≥ 30%。类似的阳性结果在一项 III 期随机对照研究 EXIST-1 中也被印证：35% 经治疗的患者，以及延长期研究中高达 47% 的患者，SEGA 体积减小 ≥ 50%。术前应用 mTOR 抑制剂可减小肿瘤体积，特别是对于双侧、特殊部位的或侵袭性的肿瘤。但目前尚无此方面的经验报道，对实际应用更是知之甚少。已有报道称停用 mTOR 抑制剂治疗后会出现肿瘤再生；因此，要获得持久获益就需要持续治疗。对于不适合手术的患者，mTOR 抑制剂依维莫司可能有效。另外，新辅助治疗的出血风险也尚未明确，感染、伤口愈合延迟等风险也可能增加。如果 mTOR 抑制剂治疗后欲行手术治疗，建议间隔至少 2 ~ 3 周。患者年龄是影响手术及 mTOR 抑制剂治疗决策的一个重要因素。对于 ≤ 3 岁的儿童，手术治疗 SEGA 的预后不良风险会增加，而 mTOR 抑制剂治疗是一个有吸引力的选择。当手术可行并且疗效可观（如可完整切除病灶）时，则倾向在儿童时期接受手术来避免长期的药物治疗。长期用药可能对于维持临床获益至关重要，但由于 SEGA 在 20 ~ 40 岁间生长会自发减慢，需要长期的随访研究来解答依维莫司治疗 TSC-SEGA 的最佳治疗时间（表 3-1）。

表 3-1 关于症状性室管膜下巨细胞星形细胞瘤（SEGA）的治疗推荐

手术切除肿瘤是目前的标准治疗

如患者出现颅内压增高表现，需行影像学检查（优先行 MRI），并考虑：
- 手术（先行分流术后行 SEGA 切除，或在有条件时立即行肿瘤切除）
- mTOR 抑制治疗（无法接受手术治疗时）

关于无症状性但增长性 SEGA 的治疗推荐

选择 1：mTOR 抑制治疗（如无禁忌证，如已知对依维莫司活性物质过敏）；可起到诱导 SEGA 退化并作用于其他 TSC 相关临床病变

选择 2：手术（当肿瘤可以完全切除时作为首选）

选择 3：术后 SEGA 再生 / 复发时推荐药物治疗

4.2 TSC 相关癫痫的治疗

很多 TSC 儿童在婴儿期出现局灶性癫痫发作和婴儿痉挛。应该教育家长识别这些类型的癫痫发作，即便在首次诊断时没有出现其中任何一种发作。此外，不论有无明显的癫痫发作，所有 TSC 患者应进行脑电图检查。有脑电图异常的儿童，尤其有 TSC 相关神经精神障碍特征者，应进一步行 24 小时视频脑电监测观察是否有临床癫痫发作或电发作。对已知或怀疑有癫痫活动的 TSC 患者，脑电监测的频率应该由临床需要决定，而不是确定的时间间隔。当不清楚是否有癫痫发作发生时，或者睡眠、行为、认知或神经功能有不明原因的改变时，应进行长程视频脑电监测（≥ 24 小时）。

对于癫痫发作的控制：原则上基于癫痫发作的类型选择合适的抗癫痫药物长期规律服用。很多 TSC 儿童有婴儿痉挛，单纯服用抗癫痫药物往往很难控制。建议促皮质激素（ACTH）作为婴儿痉挛的初始治疗。氨己烯酸治疗 TSC 患者的婴儿痉挛可能比其他抗癫痫药物更有效，但需注意可能引起不可逆的视网膜毒性的风险。对于伴或不伴意识障碍的局灶性癫痫发作，通常使用窄谱

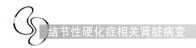

抗癫痫药物如卡马西平、奥卡西平或拉考沙胺等，经过抗癫痫治疗维持无癫痫发作至少 2 年以上的患者，脑电图癫痫样放电消失，再逐渐减量至停药。

　　大约 63% 的 TSC 合并癫痫患者为药物难治性癫痫，对于这类患者，治疗选择包括癫痫手术、神经调控如迷走神经刺激治疗、生酮饮食和 mTOR 抑制剂等。手术是 AED 抵抗性 TSC 癫痫患者的重要治疗手段，应于癫痫发作的早期进行评估（表 3-2）。

表 3-2　结节性硬化症相关癫痫的治疗推荐

镇静药物：氨己烯酸是婴幼儿局灶性癫痫和 / 或婴幼儿痉挛的首选治疗；在 TSC 婴幼儿和儿童中，突发放电出现时即开始治疗（无论有无临床表现）
早期评估手术治疗
生酮饮食（一种脂肪高比例、糖类低比例，蛋白质和其他营养素合适的配方饮食）或低血糖指数饮食
迷走神经刺激

第三节 肺部病变

1. 临床表现

1.1 肺部淋巴管肌瘤病

TSC 最常见的肺部表现为淋巴管肌瘤病（lymphangioleiomyomatosis，LAM）。在胸部高分辨 CT（HRCT）上表现为双肺弥漫性薄壁囊性改变。LAM 的发生与性别和年龄有很强的相关性，绝大部分发生于成年后的女性。男性 TCS 患者也可以出现双肺多发的囊性改变，但不仅发生率低，而且程度也轻，很少在男性患者中导致呼吸症状。

LAM 的临床症状与肺部病变的程度相关，轻者常无明显症状，随着肺部病变的进展可以出现程度不一的呼吸困难。其他呼吸症状可包括咳嗽、咳痰或咯血。咯血通常为少量，可以成为患者就诊的首发症状。LAM 常出现胸膜并发症，如气胸或乳糜胸。

TSC 患者的 LAM 存在大量的漏诊。散发性 LAM 发生率约每 100 万女性人口的 5%，而 TSC 的发生率为每 6000～10000 个新生儿中有 1 个。理论上 TSC-LAM 的人数要远远超过散发 LAM 患者人数。然而在一项 LAM 注册登记研究中，TSC-LAM 仅占了 14.8%。

TSC-LAM 与散发的 LAM 在临床特征上存在一些差异，例如：① TSC-LAM 是遗传病，但散发的 LAM 不是；② TSC-LAM 主要为 TSC2 基因突变，也有少量 TSC1 基因突变，但散发 LAM 病变组织部位均为 TSC2 基因突变；③两者均可以发生肾血管肌脂瘤 AML，但 TSC 患者的肾 AML 不仅发生率高（约 90%），而且程度更重，散发的 LAM 约 30% 合并有肾 AML；④ TSC-LAM 常伴有肺部多发结节性病灶，而散发 LAM 发生肺部结节的概率非常低，我们会在下文中详细介绍。总体而言，TSC-LAM 症状轻，这也是导致肺部筛查被忽视的重要原因。但 TSC-LAM 的肺功能下降趋势与散发 LAM 相似，也会发展到严重的呼吸症状，需要尽早发现和及时治疗。

欧洲呼吸学会指南建议：对年满 18 岁的女性 TSC 患者，需要常规通过胸部 HRCT 筛查；对于有呼吸症状的 TSC 患者，胸部检查不受年龄和性别的限制。Cudzilo 等对 105 例 15 岁以上的女性 TSC 患者的胸部 CT 进行了详细的评估，发现有 47.5% 的患者出现肺部多发囊性改变。研究还发现，随着年龄的增长，LAM 的风险每年增加约 8%，21 岁时 27% 有 LAM 改变，40 岁时则高达 81%。虽然很多患者并没有明显的 LAM 表现，经过 12 年的随访观察，63% 的患者出现呼吸症状，12.5% 因为 LAM 死亡。

1.2 多灶性微结节肺泡上皮细胞增生

TSC 另一个常见的肺部表现为双肺弥漫性非钙化结节，在男性和女性均可出现，在女性患者可以和 LAM 改变同时存在。双肺弥漫性小结节的病理表现为多灶性微结节肺泡上皮细胞增生（multifocal micronodular pneumocyte hyperplasia，MMPH）。Muzykewicz 等人对 73 例 TSC 患者的胸部 CT 资料分析，MMPH

出现于超过一半的 TSC 患者中。实性结节占 26%，磨玻璃样结节占 7%，实性和磨玻璃结节同时存在的占 67%。平均随访 2 年多没有发现结节大小和数量有明显变化。Konno 等回顾性分析了 8 例 MMPH 4 ~ 13 年的随访资料，发现结节大小并没有明显变化。

1.3　诊断与评估方法

1.3.1　胸部 HRCT

胸部 HRCT 是评估 TSC 肺部表现最常用的方法，可以准确了解 TSC 患者肺部两种基本病变类型，肺部多发囊性改变和多发非钙化结节（图 3-7），对应的病理改变为 LAM 何 MMPH。

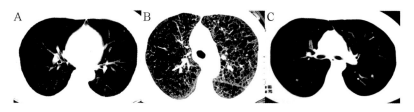

图 3-7　结节性硬化症（TSC）患者的肺部表现

A. 轻中度；B. 重度；C. 非钙化结节。

TSC 患者的肺部表现呈现两种形式：一种是弥漫性薄壁囊性改变，受累范围从轻中度（图 3-7 A）到重度（图 3-7 B），其病理基础为淋巴管肌瘤病；另外一种类型是双肺多发磨玻璃样或实性结节（图 3-7 C），其病理基础是多灶性微结节肺泡上皮细胞增生。LAM 主要见于成年女性患者，MMPH 男女均可出现。LAM 和 MMPH 可同时存在。

1.3.2　肺功能

目前研究显示：不管是散发 LAM 还是 TSC-LAM，肺功能会呈现相似的下降趋势，而单纯的 MMPH 不伴有肺功能的明显下降。肺功能检查，包括通气功能和支气管舒张试验、肺容量以及弥散功能，都是非常重要的评估治疗，并需要定期随访其变化，以了解病情变化和指导治疗。第一秒用力呼气量（FEV_1）和弥散功能与患者肺部病情严重度密切相关。

1.3.3　血清血管内皮增长因子 –D

血清血管内皮增长因子 -D（vascular endothelial growth factor-D，VEGF-D）在散发 LAM 和 TSC-LAM 均增高，且与病情严重度相关。TSC 患者有或没有 LAM 的两组患者中，只有 TSC-LAM 患者的 VEGF-D 增高。VEGF-D 已经被列为 LAM 的诊断指标。

1.3.4　血氧指标

动脉血气和脉搏氧饱和度主要用于评估机体血氧水平。轻症患者通常不伴有低氧血症。在 LAM 患者病变严重阶段，低氧较为常见。

1.3.5　6 分钟步行试验

6 分钟步行试验（6 minute walking test，6MWT）用于评估患者的运动能力，可以作为肺功能评估的一个辅助指标。对于患者来说，最直接的感受是呼吸困难和运动能力下降。6MWT 可以通过 Borg 呼吸困难量表和 6 分钟内步行距离了解呼吸困难程度。

2.　治疗

2.1　一般治疗

①推荐患者参加肺康复计划；②避免吸烟；③推荐注射流感病毒疫苗和肺炎球菌疫苗，预防肺部感染；④静息状态下动脉血氧分压低于 55mmHg 或动脉氧饱和度低于 88%；或者在有肺

动脉高压、心功能不全或红细胞增多情况下动脉血氧分压低于60mmHg，推荐长期家庭氧疗；⑤妊娠决定需要非常谨慎，其风险包括妊娠过程中呼吸困难加重、气胸、肾AML自发出血等并发症以及自然流产、胎儿发育障碍等，TSC属于遗传性疾病，必须做好遗传咨询和妊娠前及妊娠中的检查；⑥飞机旅行在气胸发生和恢复前需要避免；⑦避免使用含有雌激素的食物和药物；⑧肺功能或运动能力严重下降者需要评估是否可行肺移植手术。

2.2　并发症治疗

（1）气胸：对于首次发生的自发性气胸，推荐使用胸膜固定术减少未来发生气胸的风险。胸膜固定术增加肺移植时的手术难度，但不是肺移植的禁忌证。

（2）乳糜胸：建议采用低脂饮食或中链油饮食，以及采用西罗莫司或依维莫司治疗。

2.3　mTOR 抑制剂

目前常用的 mTOR［哺乳动物西罗莫司靶蛋白（mammalian-targetofrapamycin）的全称］抑制剂包括 2 种，西罗莫司和依维莫司。两者均在 TSC 和 LAM 获得了丰富的治疗经验。LAM 临床研究数据方面，来自西罗莫司的更多。依维莫司治疗 LAM 的临床研究目前仅 1 项小样本研究报告。对于已经在使用依维莫司的患者没有必要更换为西罗莫司，可继续使用依维莫司治疗。

西罗莫司的常用起始剂量为（1～2）mg/d，需要根据疗效、不良反应和血液药物谷浓度监测等调整治疗药物的剂量。推荐的目标血药浓度为（5～10）ng/ml。

在出现以下情况时，需要考虑停用西罗莫司：①药物过敏；

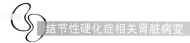

②重度或严重不良反应；③间质性肺炎；④严重感染；⑤手术前14天或急诊手术前，至手术创伤完全愈合；⑥妊娠前12周或发现妊娠，至哺乳期结束。上述①药物过敏或②重度及严重不良反应时应避免再次使用西罗莫司或依维莫司。间质性肺炎恢复后可以谨慎重新从更小剂量恢复使用，并密切观察重新用药后的病情变化。

第四节 眼底病变

1. 临床表现

视网膜星形细胞错构瘤（retinal astrocytic hamartomas，RAH）是 TSC 最为常见的眼底表现，同时也是 TSC 主要诊断标准之一。根据 RAH 的形态，可将其分为 3 种类型：1 型，视网膜内相对扁平、光滑、无明显钙化的灰白透明病灶（图 3-8）；2 型，隆起、多结节、钙化、不透明的桑葚样病灶（图 3-9）；3 型，兼具前两种形态特征的过渡型病灶（图 3-10）。国外文献报告大约 50% 的 TSC 患者可发生视网膜星形细胞错构瘤，其中大约 30% 可双眼受累。北京协和医院眼科回顾分析了 91 例中国 TSC 患者的眼部资料，发现 75.8% 的患者合并 RAH，其中 50.7% 双眼受累。在所有合并 RAH 的患者中，1 型 RAH 最为常见，患病率为 94.2%，2 型和 3 型 RAH 分别为 7.2% 和 12.8%。

关于不同基因突变类型 TSC 患者 RAH 受累的概率是否有差别，不同文献结论不太一致。有的文献表明 TSC1 基因突变的患者 RAH 受累的概率远低于 TSC2 基因突变患者和 NMI 患者。也有文献表明 TSC1 基因突变患者、TSC2 基因突变患者和 NMI 患者 RAH 受累的概率没有差别。

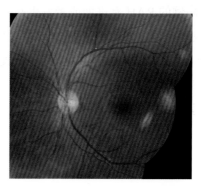

图 3-8　患者左眼彩色眼底图像

左眼黄斑区颞侧、颞上视网膜共可见 3 处灰白色病灶，为 1 型 RAH。

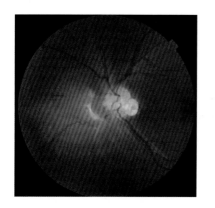

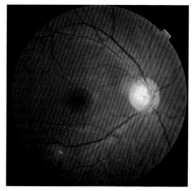

图 3-9　患者左眼彩色眼底图

左眼视盘上可见一处黄白色桑葚样病灶，为 2 型 RAH；视盘鼻侧视网膜可见一处灰白色病灶，直径约 2PD［视盘直径（papillary dia meter，PD）］大小，为 1 型 RAH。

图 3-10　患者右眼彩色眼底图

右眼颞下血管弓旁视网膜可见一处灰白色病灶，病灶中央可见 3 个白点，为 3 型 RAH，病灶中央的白点为已经发生钙化的瘤体成分。

　　RAH 可见于不同年龄的 TSC 患者，甚至在新生儿中亦可发现。大多数 TSC 合并的 RAH 长期保持稳定，并不对患者的视力造成威胁。文献报告 16 个 TSC 病例共 37 处 RAH 平均随访 16

年，其中有 3 个病例的 RAH 有进展或者发生新的钙化。但也有少数患者 RAH 可发生快速进展，导致视力受损。文献报告 4 个平均年龄为 7 岁的 TSC 病例，RAH 进行性发展导致视网膜脱离、新生血管性青光眼，最后只能行眼球摘除术。另外有一些病例报告显示 RAH 可能引起黄斑水肿或者玻璃体积血，从而导致视力下降。

2. 治疗方案

大多数 TSC 合并的 RAH 长期保持稳定，少数病例的 RAH 可发生进展，因此眼科一般建议对 TSC 合并的 RAH 进行长期观察、终生随访。如果发现 RAH 进展导致黄斑水肿、玻璃体积血、视网膜脱离，则可以针对这些并发症给予相应的手术治疗。近年的研究发现 mTOR 抑制剂对 RAH 也存在一定的治疗作用。北京协和医院眼科及 TSC-MDT 团队首先发现雷帕霉素（西罗莫司）对 TSC 合并 RAH 的治疗作用，通过对 7 个接受雷帕霉素治疗的 TSC 合并 RAH 病例的临床观察，发现在平均 7.9 个月的随访过程中，RAH 厚度较治疗前平均减少了 13.9%。

第五节　心脏病变

心脏横纹肌瘤是儿童期 TSC 的重要临床特征之一，50% 以上的儿童 TSC 患者存在心脏横纹肌瘤。心脏横纹肌瘤是最早出现的 TSC 病变之一，最早可在妊娠 15 周时通过产前超声检测出来，但多数在 24 周之后被发现。

胎儿心脏横纹肌瘤通常生长到胎儿 32 周后便减小，很少会在围生期继续生长。产后多数胎儿的心脏横纹肌瘤会自行消退，这可能是由于母体雌激素水平降低所致；心脏横纹肌瘤在儿童中比成人更常见。一项大规模回顾性分析显示：在患儿的超声心动的随访中，50% 的心脏横纹肌瘤部分消退，另有 18% 的心脏横纹肌瘤完全消失。但是，部分患者在青春期时，心脏横纹肌瘤可能会扩大，极少数病例甚至会新生肿瘤，因此建议在患儿成年前使用超声心动检查对瘤体进行检测。

通过对 154 例 TSC 患儿进行测序，Jóźwiak S 等发现：TSC2 基因突变组存在心脏横纹肌瘤的概率（53.8%）显著高于 TSC1 基因突变组（20%），且更易出现心力衰竭、猝死等致命性并发症。Chen J 等回顾性分析了安贞医院 53 例心脏横纹肌瘤的胎儿，结果显示：共有 37 例 TSC 基因检测阳性，其中 TSC1 阳性 6 例，TSC2 阳性 31 例。

1. 临床表现

大部分心脏横纹肌瘤患者无明显临床表现，多在体检或者产检时发现，小部分患儿以心律失常、心脏杂音、发绀或气促为主要临床表现。患者的症状在很大程度上取决于心脏横纹肌瘤的位置、数量和大小。

心脏横纹肌瘤多位于心室，但也可能存在于心房。较大的腔内横纹肌瘤可能表现为流出道或流入道梗阻，进而引起充血性心力衰竭。位于心房或心室壁内的横纹肌瘤可干扰正常的传导通路而引起多种心律失常，包括室上性心动过速、持续性窦性心动过缓、沃 – 帕 – 怀（Wolff-Parkinson-White）综合征、房性或室性早搏等。此外，壁内病变还可出现类似心肌病的表现。在一些病例中，广泛的梗阻性或浸润性病变可导致胎儿的非免疫性水肿。

2. 影像学检查

2.1 超声心动图

超声心动图是临床中应用非常广泛的一种无创、简便的检查手段。是早期诊断和监测心脏横纹肌瘤患者最常用的手段。在超声心动图下，心脏横纹肌瘤常表现为均匀、多发、类圆形的中等偏强回声肿块（图 3-11）。瘤体可能位于室壁内或腔内，通常位于室间隔或右心室中隔缘小梁附近，但也可能位于任何一个心室内。病变处心肌增厚，活动减弱或消失。瘤体较大时可突入心腔内，导致血流动力学改变，影响心脏收缩及舒张功能。

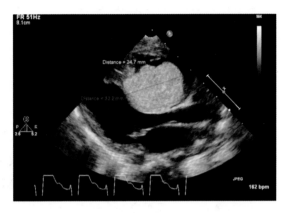

图 3-11　超声心动图示心脏横纹肌瘤

（来源：参考文献 41）

2.2　MRI

　　磁共振成像（MRI）是显示心脏肿块性质的重要检查手段。与超声心动图相比，MRI 具有更好的软组织成像特点，并且能够显示其他系统的病变。增强成像在确定肿瘤边缘、肿块的定性和鉴别心脏血栓方面具有一定意义。

　　心脏横纹肌瘤在 T1 加权像上通常呈等信号，或稍高信号（与正常心肌信号相比）。T2 加权像上呈高信号，增强扫描呈低信号。

3.　病理表现

　　在大体上，心脏横纹肌瘤呈圆形或椭圆形，肿瘤轮廓清晰但缺乏包膜，直径多在数毫米至数厘米之间。心脏横纹肌瘤可单发或多发，但多发的心脏横纹肌瘤患儿诊断为 TSC 的比例更高。Tworetzky 等人发现：95% 的多发性心脏肿瘤患者被诊断为 TSC，而单发肿瘤患者诊断为 TSC 的比例仅为 23%。

横纹肌瘤由大的圆形或多角形细胞组成，胞质清晰，细胞质空泡化是因为含有丰富的糖原，细胞核偏心或居中。部分细胞内可见由细胞核呈放射状向胞膜发散的嗜酸性束状结构，这些细胞被称为"蜘蛛细胞"（图 3-12）。

横纹肌瘤细胞在超微结构上的肌源性主要表现在：结蛋白、肌动蛋白和肌红蛋白免疫组化染色阳性。瘤细胞的超微结构特征包括：丰富的非膜结合糖原、碎裂的肌节、闰盘状连接和发育不良的 T 管。

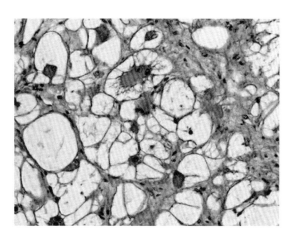

图 3-12　心脏横纹肌瘤切片 HE 染色

（来源：参考文献 47）

4. 治疗方案

心脏横纹肌瘤是儿童原发性心脏肿瘤中最常见的类型，其为良性且多不引起临床表现。由于心脏横纹肌瘤具有自行消退的特征，大多数患者不需要治疗。小部分症状严重者需要治疗，有手术治疗和药物治疗两种方式。

4.1 手术治疗

手术是传统的治疗方式，但由于心脏横纹肌瘤具有自行消退的特征，且大部分预后较好，因此需要谨慎把握手术适应证。对于只有轻微症状的患者建议保守（非手术）治疗及规律随访。除非瘤体引起严重的顽固性心律失常、心瓣膜阻塞或充血性心力衰竭，否则通常不考虑手术切除。此外，瘤体往往位于心肌深处，很难完全切除。不过手术并不要求完全切除瘤体，尤其是对于肿瘤位置较深的患者，以避免术后心功能不全等并发症。肿瘤的部分切除术往往就能达到改善症状，重建血流动力学的目的。

对于心脏横纹肌瘤引起严重左心室、右心室流出道梗阻的患儿，持续的前列腺素 E1 灌注可以维持动脉导管的开放，对于稳定危重症新生儿意义重大。此外，射频消融以及心脏对于特定病例而言，也是可选择的手术方法。

围手术期并发症主要有心功能不全、感染及邻近结构或神经的损伤。尽管手术风险较大，但大部分存活患儿预后良好。

4.2 mTOR 抑制剂

国外报道，对于心脏横纹肌瘤的治疗，推荐中位剂量为剂量为 0.64 mg/(m^2·d)（0.12~1.0 mg/(m^2·d)），中位靶向浓度为 10.2 ng/ml（4.5–13.7 ng/ml）。多项报道显示：依维莫司对无法耐受手术的 CR 患者具有良好的疗效，能够使肿瘤体积缩小，数目减少，症状得到改善。

第六节 口腔病变

在 2012 年更新的结节性硬化症诊断标准中，有 2 项口腔表现作为次要诊断依据纳入其中，其中一项是数量大于等于 3 个的牙釉质点状凹陷，另一项是数量大于等于 2 个的口腔内纤维瘤。TSC 口腔表现特征明显，容易辨认、发生率高。

1. 临床表现

1.1 牙釉质点状凹陷

牙釉质点状凹陷是 TSC 的常见口腔表现，为多发的、随机分布的、牙釉质缺损。釉质点状凹陷可表现为釉质表面散在的点状凹陷，大小不等，小的类似针尖，大的呈碎冰锥样，直径一般不超过 3mm。

TSC 患者釉质点凹陷的发生率在不同的研究报道中从 48% 到 100% 不等。但随着检查和研究手段的完善，临床上几乎所有 TSC 患者都可见釉质点凹。唇颊面较大的釉质缺损（点凹）很容易被发现；较小的点凹只有在放大镜的协助下才能看到。缺损出现在不易患龋的区域，很容易与龋损区分。当使用细探针探查点凹的病损处，可发现无论颜色还是质地均与周围牙釉质无差别；如果同时伴有早期脱矿的龋齿则点凹周围的牙釉质呈现白垩色。因为口腔环境导致点凹着色是成年患者常见的情况，表现为黑色的、麻点样缺损（图 3-13）。

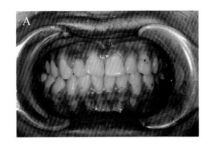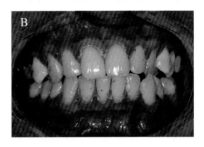

图 3-13　TSC 患者牙釉质缺损

A. 患者多发牙釉质点凹，伴色素沉着，上下前牙唇颊侧明显。
B. 患者多发牙釉质点凹，伴色素沉着，下前牙唇颊侧明显。

釉质缺损常发生于牙齿的唇颊侧。常规检查很容易发现。对这些特点的重视可以帮助 TSC 患者们及时就医。牙釉质点状凹陷特征明显，变化少，与其他釉质病损不易混淆，对于专业口腔医师来说极易辨认，即使其他专业的临床医师，经过对比示例照片，也可做出正确判断。其发生率报道虽差异很大，但多数接近 90%以上。

1.2　口腔内纤维瘤

不同文献报道 TSC 患者口腔内纤维瘤的发生率不同，为 20% ~ 50%，成年人较儿童多发。平均直径 5mm。TSC 患者的口腔内纤维瘤可发生于牙龈牙周组织，还可出现在唇颊黏膜、上唇系带、上腭和舌部黏膜等部位。

1.2.1　牙龈纤维瘤

TSC 患者牙龈增生受累及的部位可以是游离龈、附着龈或牙间牙龈。

游离龈处的增生可以是大小不等斑块样或分叶状，与炎症性牙龈增生相比其颜色明显呈浅粉色或粉白色。

附着龈处的增生多为半圆球或斑块状的，与牙龈颜色基本一致或轻微发白。有些表现为多发的、独立的、小而粉或粉白色簇状丘疹（图3-14，图3-15）。

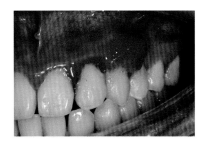

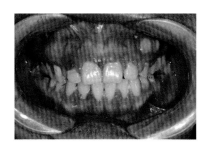

图3-14　TSC患者牙龈增生

患者牙龈纤维瘤，累及游离龈、附着龈和牙间牙龈，唇颊侧多发。

图3-15　TSC患者牙龈增生

患者左上牙齿牙龈增生明显，伴上唇系带小结节性增生。

牙间纤维瘤为从牙龈乳头向外突出的、有时表面伴有不规则的丘疹，也有部分病损呈分叶样。

1.2.2　口腔内其他部位软组织增生

研究表明TSC患者也可见颊部、唇黏膜甚至舌部的纤维瘤，所以诊断标准修改为在包括口腔其他部位黏膜的纤维瘤。诊断标准添加了存在两个或更多的口内黏膜纤维瘤，因为在普通人群中可出现孤立的口腔纤维瘤，尤其是在反复损伤的舌部或颊黏膜延咬合线部位（图3-16，A-G）。

口腔黏膜纤维瘤虽然特征性没有牙釉质点状凹陷明显，临床表现多样，且需与炎症、水肿等鉴别，但与正常牙龈表现仍差别明显，对于专业口腔医师来说做出正确判断也不存在太大困难，对于其他专业临床医师来说存在一定难度，但典型的纤维瘤病变，临床医师通过对比示例照片还是很容易做出判断的，尤其是大部分病变发生于前牙的唇侧，便于其他专业的临床医师检查。其发生率虽文献报道远低于牙釉质点状凹陷且差异大，但也有超过90%的报道，相关领域还有较大研究空间。

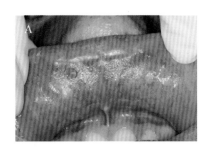
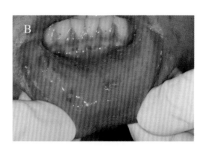
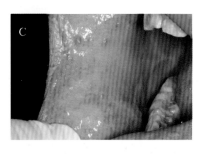
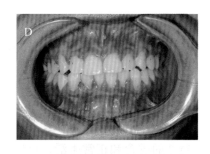
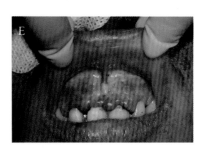
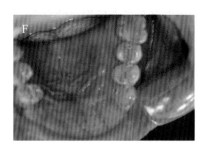

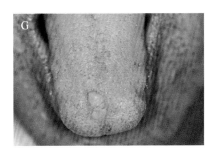

图 3-16　口腔内其他部位软组织增生

A. 患者上唇内侧黏膜散发小增生，为 1～2mm，色粉红，质软；B. 患者下唇内侧黏膜散发增生，为 1～3mm，色粉红，质软，部分呈半透明色；C. 患者右侧颊黏膜散在小增生，色粉红，质软；D. 患者上唇系带增生，同时伴轻中度牙龈增生；E. 患者上唇系带增生，同时伴轻重度牙龈增生；F. 患者左侧上腭部结节性增生；G. 患者舌背增生，色粉白，质韧。

2. 治疗

釉质点凹单纯的色素沉着可以不处理，应教会患者正确的刷牙方法，维护好口腔卫生状况。如果继发了龋齿就需要及时就诊充填。

口腔内牙龈增生以及其他部位软组织的增生情况如果影响到患者的进食和正常生活，可酌情予以局部切除，切除时注意减少创伤以利于术后伤口的愈合。

第七节 非肾脏错构瘤

非肾脏错构瘤是 TSC 诊断标准的 6 个次要特征之一，在 TSC 患者中的发生率相对较低，可累及肝、甲状腺、肾上腺、胰腺等器官。

1. 临床表现

1.1 肝错构瘤

TSC 患者合并肝脏错构瘤较为少见，不同研究报道的 TSC 合并肝错构瘤的发生率有所不同。Jóźwiak 等人的研究显示，大约 23.5% 的 TSC 患者合并有肝错构瘤，国内研究报道的肝错构瘤在 TSC 患者中的发生率多在 5%~8%。肝错构瘤更倾向于在女性 TSC 患者中出现，有 TSC2 基因突变的患者更倾向于出现肝错构瘤等多脏器受累，肝错构瘤可通过 CT、MRI 等影像学检查发现，多为散在分布，瘤体通常较小且生长缓慢，通常无特殊临床症状，也不易出现破裂出血等并发症（图 3-17）。

1.2 肾上腺上皮样错构瘤

TSC 相关的肾上腺血管平滑肌脂肪瘤更为罕见，仅在个案中有过报道 TSC 患者合并肾上腺上皮样错构瘤（图 3-18），瘤体生长通常较为缓慢，通常无明显临床表现，但需要注意的是上皮样错构瘤可能有恶性倾向，可能会转移到肝脏等其他脏器。

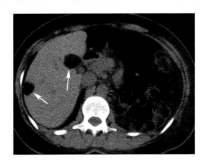

图 3-17　TSC 合并肝错构瘤（箭头所示）的 CT 影像学表现

（来源：参考文献 60）

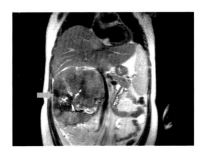

图 3-18　1 例合并肾上腺上皮样错构瘤的 TSC 患者 MRI 影像

（来源：参考文献 63）

1.3　甲状腺肿瘤

目前尚无相关报道对 TSC 患者的甲状腺患病情况进行系统研究，而甲状腺疾病的监测也并不是 TSC 标准治疗的一部分，但就目前的少数研究结果来看，TSC 患者中甲状腺病变的发生率与普通人群类似。影像学偶然检测到的甲状腺病变中恶性比例通常不超过 10%，TSC 患者合并的甲状腺病变大部分为腺瘤等良性病变

（图3-19），但也有研究发现 TSC 患者可合并甲状腺癌，且有研究表明 PI3K-mTOR 途径的激活可参与调控甲状腺细胞功能、分化和增殖，也参与甲状腺滤泡性肿瘤的发展，因此对于 TSC 合并甲状腺病变的患者，应警惕甲状腺癌可能。

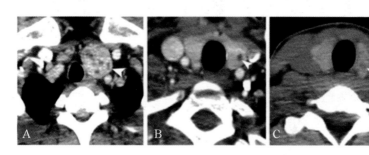

图 3-19　TSC 合并甲状腺结节的 CT 影像学表现

（来源：参考文献 64）

1.4　胰腺错构瘤及神经内分泌肿瘤

TSC 患者合并胰腺错构瘤较为罕见，尚没有相关的系统报道，有研究报道同时合并肾错构瘤和胰腺病变的 TSC 患者，在接受依维莫司治疗肾错构瘤的同时，胰腺病变也出现缩小或稳定，但由于没有接受手术治疗，因此并没有确切的病理结果证实胰腺病变是否为错构瘤。CT、MRI 等影像学检查对脂肪成分丰富的胰腺错构瘤有提示意义，乏脂肪错构瘤通常较难与胰腺神经内分泌肿瘤相鉴别（图3-20）。

研究显示 TSC 合并胰腺神经内分泌肿瘤的发生率为 2.7%～5.5%，有 TSC2 基因突变的患者更倾向于出现神经内分泌肿瘤，多见于男性患者，多数为分化良好的良性肿瘤，位于胰腺体尾部。无功能的胰腺神经内分泌肿瘤通常无明显临床表现，功能性肿瘤的主要类型为胰岛素瘤，主要临床症状为低血糖表现。

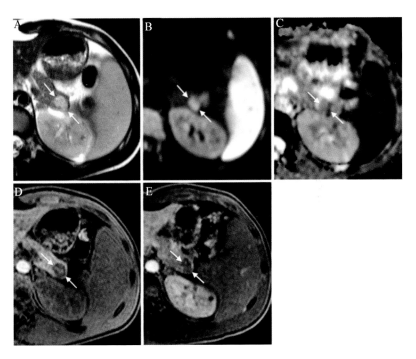

图 3-20　一例 12 岁男性 TSC 患者合并胰腺尾部 1.5cm 肿瘤
增强 MRI 影像，病理结果为高分化神经内分泌肿瘤 G2 级

（来源：参考文献 69 ）

1.5　其他

除了肝错构瘤、肾上腺上皮样错构瘤、甲状腺肿瘤、胰腺神经内分泌肿瘤等 TSC 合并表现，垂体、性腺中的纤维腺瘤也被归为非肾脏错构瘤，相关的研究报道相对较少。TSC 累及脾较为罕见，也可表现为错构瘤，曾有研究报道 TSC 患者合并脾错构瘤出血导致包膜下出血，最终行脾切除手术治疗。有个别研究报道 TSC 也可累及到胃肠道，表现为直肠错构瘤性息肉。

2. 治疗

TSC 患者合并肝错构瘤的治疗原则，应包括对错构瘤相关症状的处理和避免受影响器官功能丧失的预防措施，随访期间肿瘤生长缓慢且病情稳定的患者不需要特殊治疗。需要治疗的 TSC 合并肝错构瘤患者可通过手术切除瘤体。依维莫司等 mTOR 受体抑制剂目前已有效应用于 TSC 相关肾错构瘤的治疗中，在 TSC 相关肝错构瘤尚没有治疗有效应和安全性的系统性研究可供参考。在一项多中心西罗莫司治疗 TSC 的 II 期临床试验中，5 例合并肝脏错构瘤的患者中有 4 例观察到瘤体缩小，提示 mTOR 受体抑制剂可能同样对 TSC 相关肝错构瘤有治疗效果。

TSC 相关的肾上腺上皮样错构瘤及 TSC 合并甲状腺病变较为罕见，其最佳治疗方法尚未确定，应根据肿瘤的大小、是否转移、临床症状等具体临床表现，尝试选择手术或药物治疗。

TSC 患者合并胰腺错构瘤多数为分化良好的肿瘤，因此手术可以治愈且预后良好。恶性神经内分泌肿瘤少见，但在手术切除后似乎也表现出较好的存活率。研究显示 PI3K-AKT-mTOR 途径在神经内分泌肿瘤的发病机制中有重要作用，应用 mTOR 受体抑制剂治疗可以改善部分神经内分泌肿瘤患者的无进展生存。

虽然 TSC 患者合并非肾脏错构瘤的发生率相对较低，但作为 6 个次要特征之一在 TSC 诊断标准中得以体现。由于可能累及不同的脏器，因此临床表现各异，诊断治疗标准尚未统一，手术切除和 mTOR 受体抑制剂治疗被认为是目前最有效的治疗方式。相信随着 TSC 发生发展机制和临床诊治相关研究的不断深入，TSC 相关非肾脏错构瘤的研究也会不断取得新进展。

第八节 骨骼病变

结节性硬化症（TSC）可累及患者的骨骼系统，表现为硬化性骨病损（sclerotic bone lesions，SBLs）、骨囊肿等，这些骨性病变可发生在骨骼的任何部位，常见于颅骨、手或脚的短管骨、脊柱和骨盆，通常无明显骨骼症状表现。其中，骨囊肿曾被纳入 1998 年的 TSC 的次要诊断标准中，但其评估需要四肢的 X 线平片，缺乏特异性，且尚不清楚它们在 TSC 人群和在普通人群是否存在差异，故 2012 年修订的 TSC 临床诊断标准将其从次要诊断标准中排除。而越来越多的研究表明，SBLs 可能作为 TSC 的一种的潜在的影像学生物标志物。因此，本文将重点介绍与 TSC 相关的 SBLs。

SBLs 在成年 TSC 患者中的发生率约为 89%。在一项研究中，对 107 名成年 TSC 患者的胸部 CT 检查中发现，98% 的患者至少有一个 SBL 病灶，91% 的患者存在多个（≥ 4）SBLs。另一项关于 TSC 儿童腹部 MRI 的研究发现，70 例患儿中有 51 例（73%）存在 SBLs，年纪最小的患者仅 18 个月。

在基因型 – 表型相关性方面，目前无确切报道。有研究检测 92 例成年 TSC 患者胸部 CT 及 TSC 基因，发现 TSC1 和 TSC2 突变中均存在 SBLs。此外，SBLs 在女性中更常见，男 / 女比约为 1：1.8。关于 SBLs 的自然病程目前尚不清楚，根据研究结果显示，其发生率可能会随着年龄的增长而升高。

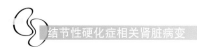

1. 临床表现

SBLs 通常无特殊临床表现，临床医师往往在其他脏器影像学检查中发现 SBLs，如胸部 CT、头颅 CT 等。目前 CT 检查较为普及，且分辨率较高，利于发现骨骼病变（图 3-21 白色箭头示 SBLs）。

2. 影像表现

2.1 骨骼硬化性小结节

通常位于松质骨丰富区，呈多发硬化小结节状，分界清晰。若结节靠近骨皮质，则与之相融，如在颅底部枕大孔缘，呈珠环征；在颅顶部区域，硬化小结节弥漫排列，酷似"鳞甲征"（图 3-21）。

2.2 象牙质样骨增生或类骨纤样改变

当多发的小结节硬化骨斑密集融合到一定程度，则呈现象牙质样融合骨硬化现象。在颅板区，致密结节可沿内、外板髓腔向板障生长，使板障不规则狭小，甚至完全闭塞，此时则呈现象牙质样骨增生。文献亦有报道单根肋骨牙质样骨增生。在额、筛骨区，骨质融合性致密增生，呈类骨纤（骨良性纤维病变）样的改变。对骨纤样改变，应注意与骨纤鉴别。骨纤的患骨膨胀和局部畸形，其轮廓有明显变形，且于学龄期儿童就出现明显病骨轮廓改变，而类骨纤样改变轮廓改变轻微。

2.3 骨皮质增生改变

足短管状骨可见局限性骨皮质增生，可能为皮质骨内缘小结节增生、贴附融合改变。上述 3 种表现常同时存在。如同时出现椎体内多发硬化小结节伴象牙质样椎板附件硬化（图 3-22）；颅骨内多发硬化小结节伴局部类骨纤样改变等。

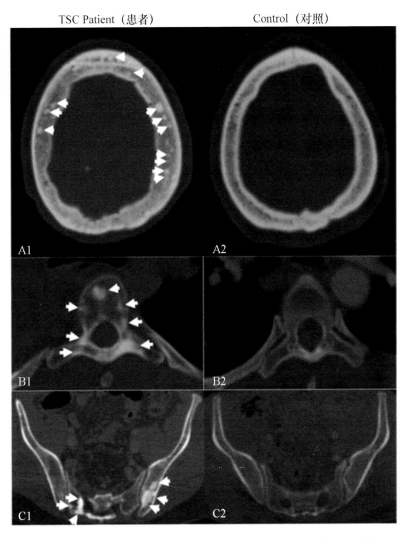

图 3-21　TSC 患者和正常患者颅骨、脊柱和骨盆硬化性骨病变位的 CT 影像图

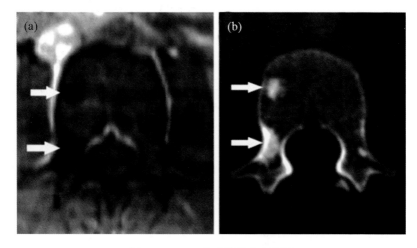

图 3-22　TSC 患者椎体内病变图

A. MRI 显示 L3 椎体和右椎弓根骨内的两个低尖区域；
B. 同一患者同一水平位的 CT 图像，显示相应的骨硬化区域。

硬化性骨病损需注意与以下疾病鉴别：

（1）成骨性骨转移瘤：骨骼表现为多发斑片、结节状硬化病灶，很类似于 SBLs，但骨骼病灶呈边界欠清晰的团片状结节影，常不均称，且有明显与骨骼改变相关的症状，常伴有原发肿瘤病史。

（2）脆弱性骨质硬化症：病因不明，可见于任何年龄，为全身性骨病，二者的骨骼改变极为相似，不易区分。表现为长骨的骨端与扁平骨、短骨内斑点状骨质增生常两侧对称性出现，但不侵及骨干，在颅骨、椎体和肋骨少见。无临床症状，皮肤可有豆状纤维化、皮下结节等改变。

（3）肢骨纹状肥厚症：又名烛油样骨质增生症，短骨、扁平骨受累的斑点状骨质增生与之类似，但其典型表现为沿一侧肢骨的骨皮质由上而下而下，并跨越关节，可抵达趾骨末节，呈多骨偏一侧皮质的连续条状或斑块状增生，酷似烛旁流附的蜡泪，其影像特征改变易于鉴别。

3. 治疗

在治疗方面，最近一项针对神经嵴特异性 TSC1 缺失的小鼠的研究表明，TSC 存在硬化性骨侵犯。在产后早期给小鼠用雷帕霉素靶蛋白抑制剂治疗后，可以完全挽救异常骨量，但晚期治疗则不能。这一信息提示，为了成功治疗 TSC 相关骨骼病变，可能需要确定一个关键的治疗窗口。

在临床研究中，雷帕霉素已被证明可以缓解多种 TSC 表现，个别研究报道使用雷帕霉素治疗后，可减缓 TSC 相关骨骼病变的进展。由于 SBLs 一般无特殊床症状，查阅文献未看到有关手术治疗 SBLs 的相关报道。相信随着 TSC 发生发展机制和临床诊治相关研究的不断深入，TSC 相关骨骼病变的研究也会不断取得新的进展。

第九节　其他少见病变

结节硬化症除了上文所述的诸多典型临床表现外，还会合并一些少见表现如 TSC 并发动脉瘤、蛛网膜囊肿、脊索瘤等，此类少见病变通常由国内外文献进行少量的个案报道，因此在发病率、好发年龄及患者病变基因型占比上尚无可以参考的数据。

TSC 可累及动脉，一般以外周大动脉和中动脉受累为主，颅内动脉受累较为少见。TSC 合并动脉瘤的发病机制目前还不确定。早期研究表明 TSC 患者动脉壁存在发育异常和退行性变，最近也有学者提出动脉瘤形成可能与结缔组织发育不完全导致动脉瓣弹性纤维及黏多糖沉积有关。

TSC 患者合并脑动脉瘤时破裂风险较高，部分患者直到动脉瘤破裂时才被诊断，而在这种情况下，患者的预后差、死亡率高（图 3-23）。因此早期诊断可能有助于提高 TSC 合并脑动脉瘤患者的治疗效果和预后。颅脑 MRA、CTA 对脑动脉瘤均有较好的检出率，且简单、方便，可用于结节性硬化患者的筛查和随访。关于 TSC 合并动脉瘤的治疗，开颅手术对于 TSC 合并脑动脉瘤的患者可能具有较高的风险，可能需应对术后中脑组织止血困难、术后易形成颅内血肿等挑战。对于栓塞和夹闭可行的未破裂动脉瘤，应优先选择对脑组织创伤较小的介入栓塞治疗；而对于合并有大量脑内血肿的破裂脑动脉瘤则需要开颅手术干预。

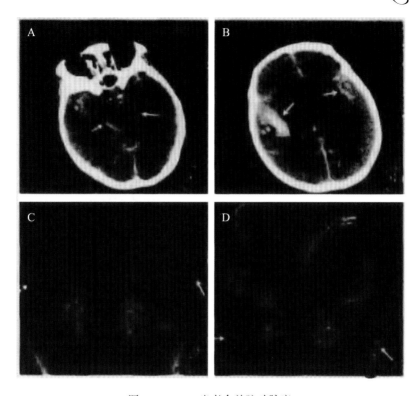

图 3-23 TSC 患者合并脑动脉瘤

A 和 B：发病第 1 天颅脑 CT 平扫示蛛网膜下腔出血；C 和 D：颅脑 CTA 示
双侧大脑中动脉 M1M2 交界处动脉瘤，责任动脉瘤位于双侧。

（来源：参考文献 82）

　　脊索瘤是一种罕见的起源于胚胎残留组织脊索的肿瘤。在胚胎期间，脊索上端分布于颅底的蝶骨和枕骨，部分达到颅内面，并与蝶鞍上方的硬脑膜相衔接，在枕骨部分可达该骨之下面（即舌咽面），一部分亦可位于颅底骨和咽壁之间。脊索的下端分布于骶尾部的中央及中央旁等部位。因此脊索瘤好发于这些部位，尤以颅底蝶枕部和骶尾部为最多见，脊柱型者次之。

　　脊索瘤具有局部转移的潜能，好发于 40～50 岁成年人，仅有

5% 左右的脊索瘤发生在儿童身上。国内外病例报道发现，部分 TSC 患者在较小年龄即可合并脊索瘤，且此类患者的肿瘤进展迅速，甚至可以出现少见的向皮肤部位的转移，因此 TSC 合并脊索瘤的治疗难度较大，预后差，儿童患者确诊时肿瘤体积往往较大，难以手术切除（图 3-24）。也有少量报道成年 TSC 患者通过影像学发现脊索瘤或疑似脊索瘤的椎管内肿物的案例，此类患者通常可经过外科手术将肿物切除。

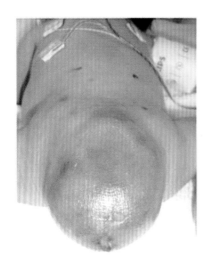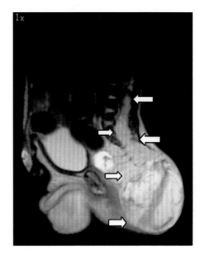

图 3-24　确诊 TSC 的患儿骶尾部巨大肿物，MRI 提示为脊索瘤

（来源：参考文献 83）

参考文献

1. Jozwiak, S., R.A. Schwartz, C.K. Janniger, and J. Bielicka-Cymerman, Usefulness of diagnostic criteria of tuberous sclerosis complex in pediatric patients. J Child Neurol, 2000. 15(10): p. 652-9.

2. Henske, E.P., S. Jozwiak, J.C. Kingswood, J.R. Sampson, and E.A. Thiele, Tuberous sclerosis complex. Nat Rev Dis Primers, 2016. 2: p. 16035.

3. 梅道启，符娜，秦炯. 结节性硬化症 TSC1 和 TSC2 基因型与临床表型相关性研究. 临床儿科杂志，2018. 36(09): p. 678-682.

4. Aldrich, C.S., C.H. Hong, L. Groves, C. Olsen, J. Moss, and T.N. Darling, Acral lesions in tuberous sclerosis complex: insights into pathogenesis. J Am Acad Dermatol, 2010. 63(2): p. 244-51.

5. Northrup, H., D.A. Krueger, and G. International Tuberous Sclerosis Complex Consensus, Tuberous sclerosis complex diagnostic criteria update: recommendations of the 2012 Iinternational Tuberous Sclerosis Complex Consensus Conference. Pediatr Neurol, 2013. 49(4): p. 243-54.

6. Tyburczy, M.E., J.A. Wang, S. Li, R. Thangapazham, Y. Chekaluk, J. Moss, D.J. Kwiatkowski, and T.N. Darling, Sun exposure causes somatic second-hit mutations and angiofibroma development in tuberous sclerosis complex. Hum Mol Genet, 2014. 23(8): p. 2023-9.

7. Teng, J.M., E.W. Cowen, M. Wataya-Kaneda, E.S. Gosnell, P.M. Witman, A.A. Hebert, G. Mlynarczyk, K. Soltani, and T.N. Darling, Dermatologic and dental aspects of the 2012 International Tuberous Sclerosis Complex Consensus Statements. JAMA Dermatol, 2014. 150(10): p. 1095-101.

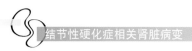

8．赵辨，中国临床皮肤病学．南京：江苏科学技术出版社．2009.

9．Curatolo, P. and R. Moavero, mTOR Inhibitors in Tuberous Sclerosis Complex. Curr Neuropharmacol, 2012. 10(4): p. 404–15.

10．Tu, J., R.S. Foster, L.J. Bint, and A.R. Halbert, Topical rapamycin for angiofibromas in paediatric patients with tuberous sclerosis: follow up of a pilot study and promising future directions. Australas J Dermatol, 2014. 55(1): p. 63–9.

11．Koenig, M.K., A.A. Hebert, J. Roberson, J. Samuels, J. Slopis, A. Woerner, and H. Northrup, Topical rapamycin therapy to alleviate the cutaneous manifestations of tuberous sclerosis complex: a double-blind, randomized, controlled trial to evaluate the safety and efficacy of topically applied rapamycin. Drugs R D, 2012. 12(3): p. 121–6.

12．Haemel, A.K., A.L. O'Brian, and J.M. Teng, Topical rapamycin: a novel approach to facial angiofibromas in tuberous sclerosis. Arch Dermatol, 2010. 146(7): p. 715–8.

13．Wataya-Kaneda, M., M. Tanaka, A. Nakamura, S. Matsumoto, and I. Katayama, A topical combination of rapamycin and tacrolimus for the treatment of angiofibroma due to tuberous sclerosis complex(TSC): a pilot study of nine Japanese patients with TSC of different disease severity. Br J Dermatol, 2011. 165(4): p. 912–6.

14．Barkovich, A.J., W.B. Dobyns, and R. Guerrini, Malformations of cortical development and epilepsy. Cold Spring Harb Perspect Med, 2015. 5(5): p. a022392.

15．Muzykewicz, D.A., P. Newberry, N. Danforth, E.F. Halpern, and E.A. Thiele, Psychiatric comorbid conditions in a clinic population of 241 patients with tuberous sclerosis complex. Epilepsy Behav, 2007. 11(4): p. 506–13.

16．Chung, T.K., E.R. Lynch, C.J. Fiser, D.A. Nelson, K. Agricola, C. Tudor, D.N. Franz, and D.A. Krueger, Psychiatric comorbidity and treatment response in patients with tuberous sclerosis complex. Ann Clin Psychiatry, 2011. 23(4): p. 263–9.

17．Winterkorn, E.B., M.B. Pulsifer, and E.A. Thiele, Cognitive prognosis of patients with tuberous sclerosis complex. Neurology, 2007. 68(1): p. 62–4.

18．Cudzilo, C.J., R.D. Szczesniak, A.S. Brody, M.S. Rattan, D.A. Krueger, J.J. Bissler, D.N. Franz, F.X. McCormack, and L.R. Young, Lymphangioleiomyomatosis screening in women with tuberous sclerosis. Chest, 2013. 144(2): p. 578–585.

19．Franz, D.N., A. Brody, C. Meyer, J. Leonard, G. Chuck, S. Dabora, G. Sethuraman, et al., Mutational and radiographic analysis of pulmonary disease consistent with lymphangioleiomyomatosis and micronodular pneumocyte hyperplasia in women with tuberous sclerosis. Am J Respir Crit Care Med, 2001. 164(4): p. 661–8.

20．Gao, N., T. Zhang, J. Ji, K.F. Xu, and X. Tian, The efficacy and adverse events of mTOR inhibitors in lymphangioleiomyomatosis: systematic review and meta-analysis. Orphanet J Rare Dis, 2018. 13(1): p. 134.

21．McCormack, F.X., N. Gupta, G.R. Finlay, L.R. Young, A.M. Taveira-DaSilva, C.G. Glasgow, W.K. Steagall, et al., Official American Thoracic Society/Japanese Respiratory Society Clinical Practice Guidelines: Lymphangioleiomyomatosis Diagnosis and Management. Am J Respir Crit Care Med, 2016. 194(6): p. 748–61.

22．Hu, S., X. Wu, W. Xu, X. Tian, Y. Yang, S.T. Wang, S. Liu, X. Xu, and K.F. Xu, Long-term efficacy and safety of sirolimus therapy in patients with lymphangioleiomyomatosis. Orphanet J Rare Dis, 2019. 14(1): p. 206.

23．Johnson, S.R., J.F. Cordier, R. Lazor, V. Cottin, U. Costabel, S. Harari, M.

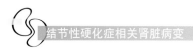

Reynaud-Gaubert, et al., European Respiratory Society guidelines for the diagnosis and management of lymphangioleiomyomatosis. Eur Respir J, 2010. 35(1): p. 14–26.

24. Konno, S., M. Shigemura, T. Ogi, K. Shimizu, M. Suzuki, K. Kaga, Y. Hida, Y. Matsuno, and M. Nishimura, Clinical Course of Histologically Proven Multifocal Micronodular Pneumocyte Hyperplasia in Tuberous Sclerosis Complex: A Case Series and Comparison with Lymphangiomyomatosis. Respiration, 2018. 95(5): p. 310–316.

25. Kida, Y., Efficacy and safety of sirolimus in lymphangioleiomyomatosis. N Engl J Med, 2011. 365(3): p. 271; author reply 272.

26. Muzykewicz, D.A., M.E. Black, V. Muse, A.L. Numis, J. Rajagopal, E.A. Thiele, and A. Sharma, Multifocal micronodular pneumocyte hyperplasia: computed tomographic appearance and follow-up in tuberous sclerosis complex. J Comput Assist Tomogr, 2012. 36(5): p. 518–22.

27. Ryu, J.H., J. Moss, G.J. Beck, J.C. Lee, K.K. Brown, J.T. Chapman, G.A. Finlay, et al., The NHLBI lymphangioleiomyomatosis registry: characteristics of 230 patients at enrollment. Am J Respir Crit Care Med, 2006. 173(1): p. 105–11.

28. Xu, K.F., X. Tian, and J.H. Ryu, Recent advances in the management of lymphangioleiomyomatosis. F1000Res, 2018. 7.

29. Xu, K.F., X. Tian, Y. Yang, and H. Zhang, Rapamycin for lymphangioleiomyomatosis: optimal timing and optimal dosage. Thorax, 2018. 73(4): p. 308–310.

30. Xu, K.F., W. Xu, S. Liu, J. Yu, X. Tian, Y. Yang, S.T. Wang, et al., Lymphangioleiomyomatosis. Semin Respir Crit Care Med, 2020. 41(2): p. 256–268.

31. 中华医学会呼吸病学分会间质性肺疾病学组，淋巴管肌瘤病共识专家组，中国医学科学院罕见病中心，中国研究型医院学会罕见病分会，西罗莫司（雷帕霉素）治疗淋巴管肌瘤病专家共识（2018）. 中华结核和呼吸杂志，2019. 42(2): p. 83–88.

32．Hodgson, N., M. Kinori, M.H. Goldbaum, and S.L. Robbins, Ophthalmic manifestations of tuberous sclerosis: a review. Clin Exp Ophthalmol, 2017. 45(1): p. 81–86.

33．Zhang, C., K. Xu, Q. Long, Z. Yang, R. Dai, H. Du, D. Li, and Z. Zhang, Clinical features and optical coherence tomography findings of retinal astrocytic hamartomas in Chinese patients with tuberous sclerosis complex. Graefes Arch Clin Exp Ophthalmol, 2020. 258(4): p. 887–892.

34．Dabora, S.L., S. Jozwiak, D.N. Franz, P.S. Roberts, A. Nieto, J. Chung, Y.S. Choy, et al., Mutational analysis in a cohort of 224 tuberous sclerosis patients indicates increased severity of TSC2, compared with TSC1, disease in multiple organs. Am J Hum Genet, 2001. 68(1): p. 64–80.

35．Niida, Y., A. Wakisaka, T. Tsuji, H. Yamada, M. Kuroda, Y. Mitani, A. Okumura, and A. Yokoi, Mutational analysis of TSC1 and TSC2 in Japanese patients with tuberous sclerosis complex revealed higher incidence of TSC1 patients than previously reported. J Hum Genet, 2013. 58(4): p. 216–25.

36．Zimmer-Galler, I.E. and D.M. Robertson, Long-term observation of retinal lesions in tuberous sclerosis. Am J Ophthalmol, 1995. 119(3): p. 318–24.

37．Shields, J.A., R.C. Eagle, Jr., C.L. Shields, and B.P. Marr, Aggressive retinal astrocytomas in 4 patients with tuberous sclerosis complex. Arch Ophthalmol, 2005. 123(6): p. 856–63.

38．Zhang, Z.Q., C. Shen, Q. Long, Z.K. Yang, R.P. Dai, J. Wang, W. Zhang, et al., Sirolimus for Retinal Astrocytic Hamartoma Associated with Tuberous Sclerosis Complex. Ophthalmology, 2015. 122(9): p. 1947–9.

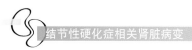

39. Uysal, S.P. and M. Sahin, Tuberous Sclerosis Complex: A review of the past, present and future. Turk J Med Sci, 2020.

40. Dragoumi, P., F. O'Callaghan, and D.I. Zafeiriou, Diagnosis of tuberous sclerosis complex in the fetus. Eur J Paediatr Neurol, 2018. 22(6): p. 1027–1034.

41. Pavlicek, J., E. Klaskova, S. Kapralova, M. Prochazka, R. Vrtel, T. Gruszka, and M. Kacerovsky, Fetal heart rhabdomyomatosis: a single-center experience. J Matern Fetal Neonatal Med, 2019: p. 1–7.

42. Jozwiak, S., K. Kotulska, J. Kasprzyk-Obara, D. Domanska-Pakiela, M. Tomyn-Drabik, P. Roberts, and D. Kwiatkowski, Clinical and genotype studies of cardiac tumors in 154 patients with tuberous sclerosis complex. Pediatrics, 2006. 118(4): p. e1146–51.

43. Moavero, R., G. Romagnoli, F. Graziola, and P. Curatolo, Mammalian Target of Rapamycin Inhibitors and Life-Threatening Conditions in Tuberous Sclerosis Complex. Semin Pediatr Neurol, 2015. 22(4): p. 282–94.

44. Chen, J., J. Wang, H. Sun, X. Gu, X. Hao, Y. Fu, Y. Zhang, et al., Fetal cardiac tumor: echocardiography, clinical outcome and genetic analysis in 53 cases. Ultrasound Obstet Gynecol, 2019. 54(1): p. 103–109.

45. Lee, K.A., H.S. Won, J.Y. Shim, P.R. Lee, and A. Kim, Molecular genetic, cardiac and neurodevelopmental findings in cases of prenatally diagnosed rhabdomyoma associated with tuberous sclerosis complex. Ultrasound Obstet Gynecol, 2013. 41(3): p. 306–11.

46. Slowinska, M., S. Jozwiak, A. Peron, J. Borkowska, D. Chmielewski, K. Sadowski, E. Jurkiewicz, et al., Early diagnosis of tuberous sclerosis complex: a race against time. How to make the diagnosis before seizures? Orphanet J Rare Dis, 2018. 13(1): p. 25.

47. Freedom, R.M., K.J. Lee, C. MacDonald, and G. Taylor, Selected aspects of cardiac tumors in infancy and childhood. Pediatr Cardiol, 2000. 21(4): p. 299–316.

48. Habib, S.L., N.Y. Al-Obaidi, M. Nowacki, K. Pietkun, B. Zegarska, T. Kloskowski, W. Zegarski, et al., Is mTOR Inhibitor Good Enough for Treatment All Tumors in TSC Patients? J Cancer, 2016. 7(12): p. 1621–1631.

49. Rosser, T., A. Panigrahy, and W. McClintock, The diverse clinical manifestations of tuberous sclerosis complex: a review. Semin Pediatr Neurol, 2006. 13(1): p. 27–36.

50. Burt, J., B. Rop, E. Derrick, J. Armaly, and U. Siddiqui, Myocardial Fatty Foci in Tuberous Sclerosis Complex: Imaging Findings. Cureus, 2016. 8(7): p. e693.

51. Sciacca, P., V. Giacchi, C. Mattia, F. Greco, P. Smilari, P. Betta, and G. Distefano, Rhabdomyomas and tuberous sclerosis complex: our experience in 33 cases. BMC Cardiovasc Disord, 2014. 14: p. 66.

52. Kocabas, A., F. Ekici, Cetin, II, S. Emir, H.A. Demir, M.E. Ari, A. Degerliyurt, and A. Guven, Cardiac rhabdomyomas associated with tuberous sclerosis complex in 11 children: presentation to outcome. Pediatr Hematol Oncol, 2013. 30(2): p. 71–9.

53. Dhulipudi, B., S. Bhakru, S. Rajan, V. Doraiswamy, and N.R. Koneti, Symptomatic improvement using everolimus in infants with cardiac rhabdomyoma. Ann Pediatr Cardiol, 2019. 12(1): p. 45–48.

54. Saffari, A., I. Brosse, A. Wiemer-Kruel, B. Wilken, P. Kreuzaler, A. Hahn, M.K. Bernhard, et al., Safety and efficacy of mTOR inhibitor treatment in patients with tuberous sclerosis complex under 2 years of age-a multicenter retrospective study. Orphanet J Rare Dis, 2019. 14(1): p. 96.

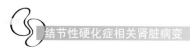

55. Sparling, J.D., C.H. Hong, J.S. Brahim, J. Moss, and T.N. Darling, Oral findings in 58 adults with tuberous sclerosis complex. J Am Acad Dermatol, 2007. 56(5): p. 786–90.

56. Jozwiak, S., M. Pedich, P. Rajszys, and R. Michalowicz, Incidence of hepatic hamartomas in tuberous sclerosis. Arch Dis Child, 1992. 67(11): p. 1363–5.

57. 孙新芬，严淑贤，陈连军等，结节性硬化症 98 例临床表现对诊断的意义. 中国皮肤性病性杂志，2009. 23(5): p. 285–287.

58. 赵玉武，孙晓江，郑慧民等，结节性硬化症诊断标准中不同临床表现发生率的研究. 临床神经病学杂志，2006. 19(3): p. 170–172.

59. Jozwiak, S., K. Sadowski, J. Borkowska, D. Domanska-Pakiela, D. Chmielewski, E. Jurkiewicz, M. Jaworski, et al., Liver Angiomyolipomas in Tuberous Sclerosis Complex-Their Incidence and Course. Pediatr Neurol, 2018. 78: p. 20–26.

60. von Ranke, F.M., I.M. Faria, G. Zanetti, B. Hochhegger, A.S. Souza, Jr., and E. Marchiori, Imaging of tuberous sclerosis complex: a pictorial review. Radiol Bras, 2017. 50(1): p. 48–54.

61. Fricke, B.L., L.F. Donnelly, K.A. Casper, and J.J. Bissler, Frequency and imaging appearance of hepatic angiomyolipomas in pediatric and adult patients with tuberous sclerosis. AJR Am J Roentgenol, 2004. 182(4): p. 1027–30.

62. Dabora, S.L., D.N. Franz, S. Ashwal, A. Sagalowsky, F.J. DiMario, Jr., D. Miles, D. Cutler, et al., Multicenter phase 2 trial of sirolimus for tuberous sclerosis: kidney angiomyolipomas and other tumors regress and VEGF-D levels decrease. PLoS One, 2011. 6(9): p. e23379.

63. Torres Luna, N., J.E. Mosquera, I.Y. Comba, M. Kinaan, and J. Otoya, A Primary Adrenal Epithelioid Angiomyolipoma(PEComa)in a Patient with Tuberous

Sclerosis Complex: Report of a Case and Review of the Literature. Case Rep Med, 2020. 2020: p. 5131736.

64. Auladell, M., S. Boronat, I. Barber, and E.A. Thiele, Thyroid nodules on chest CT of patients with tuberous sclerosis complex. Am J Med Genet A, 2015. 167A(12): p. 2992–7.

65. Ghidini, O., G. Fattovich, Jr., and G. Bellotti, Fetal adenoma and cancer of the thyroid gland in a patient with tuberous sclerosis(Bourneville's disease). Minerva Med, 1971. 62(32): p. 1669–78.

66. Gomez, M.R., Phenotypes of the tuberous sclerosis complex with a revision of diagnostic criteria. Ann N Y Acad Sci, 1991. 615: p. 1–7.

67. Wolff, M., Lymphangiomyoma: clinicopathologic study and ultrastructural confirmation of its histogenesis. Cancer, 1973. 31(4): p. 988–1007.

68. Blancquaert, S., L. Wang, S. Paternot, K. Coulonval, J.E. Dumont, T.E. Harris, and P.P. Roger, cAMP-dependent activation of mammalian target of rapamycin(mTOR)in thyroid cells. Implication in mitogenesis and activation of CDK4. Mol Endocrinol, 2010. 24(7): p. 1453–68.

69. Koc, G., S. Sugimoto, R. Kuperman, B.F. Kammen, and S.P. Karakas, Pancreatic tumors in children and young adults with tuberous sclerosis complex. Pediatr Radiol, 2017. 47(1): p. 39–45.

70. Larson, A.M., S.S. Hedgire, V. Deshpande, A.O. Stemmer-Rachamimov, M.G. Harisinghani, C.R. Ferrone, U. Shah, and E.A. Thiele, Pancreatic neuroendocrine tumors in patients with tuberous sclerosis complex. Clin Genet, 2012. 82(6): p. 558–63.

71. Kim, H., A. Kerr, and H. Morehouse, The association between tuberous sclerosis and insulinoma. AJNR Am J Neuroradiol, 1995. 16(7): p. 1543–4.

72. Jiao, Y., C. Shi, B.H. Edil, R.F. de Wilde, D.S. Klimstra, A. Maitra, R.D. Schulick, et al., DAXX/ATRX, MEN1, and mTOR pathway genes are frequently altered in pancreatic neuroendocrine tumors. Science, 2011. 331(6021): p. 1199–203.

73. Asayama, Y., T. Fukuya, H. Honda, K. Kaneko, T. Kuroiwa, K. Yoshimitsu, H. Irie, et al., Chronic expanding hematoma of the spleen caused by angiomyolipoma in a patient with tuberous sclerosis. Abdom Imaging, 1998. 23(5): p. 527–30.

74. Kim, B.K., Y.I. Kim, and W.H. Kim, Hamartomatous gastric polyposis in a patient with tuberous sclerosis. J Korean Med Sci, 2000. 15(4): p. 467–70.

75. Roach, E.S., M.R. Gomez, and H. Northrup, Tuberous sclerosis complex consensus conference: revised clinical diagnostic criteria. J Child Neurol, 1998. 13(12): p. 624–8.

76. Brakemeier, S., L. Vogt, L.C. Adams, B. Zukunft, G. Diederichs, B. Hamm, K. Budde, K.U. Eckardt, and M.R. Makowski, Sclerotic bone lesions as a potential imaging biomarker for the diagnosis of tuberous sclerosis complex. Sci Rep, 2018. 8(1): p. 953.

77. 程建敏等，骨骼多发硬化性小结节：一种易被忽漏的结节性硬化症骨骼影像学表现. 2007 年浙江省放射学学术年会.

78. Boronat, S., I. Barber, V. Pargaonkar, J. Chang, and E.A. Thiele, Sclerotic bone lesions at abdominal magnetic resonance imaging in children with tuberous sclerosis complex. Pediatr Radiol, 2016. 46(5): p. 689–94.

79. Fang, F., S. Sun, L. Wang, J.L. Guan, M. Giovannini, Y. Zhu, and F. Liu, Neural Crest-Specific TSC1 Deletion in Mice Leads to Sclerotic Craniofacial Bone Lesion. J Bone Miner Res, 2015. 30(7): p. 1195–205.

80. Li, P., S. Boronat, A.L. Geffrey, I. Barber, B.E. Grottkau, and E.A.

Thiele, Rib and vertebral bone fibrous dysplasia in a child with tuberous sclerosis complex. Am J Med Genet A, 2015. 167A(11): p. 2755–7.

81．Lountzis, N.I., M.D. Hogarty, H.J. Kim, and J.M. Junkins-Hopkins, Cutaneous metastatic chordoma with concomitant tuberous sclerosis. J Am Acad Dermatol, 2006. 55(2 Suppl): p. S6–10.

82．黄志鹏，陈春丽，方文华，陈伏祥，游鸿海，林元相，康德智．结节性硬化合并破裂脑动脉瘤 1 例．中国神经疾病杂志，2015. 41(7): p. 439–440.

83．Ishida, K., S. Nakahara, A. Hatanaka, Y. Ohishi, M. Ishigaki, and T. Takemura, A Neonatal Case of Tuberous Sclerosis Complex(TSC)Associated with Sacrococcygeal Chordoma. The Japanese Journal of Pediatric Hematology/Oncology, 2015. 52(2): p. 149–53.

第四章
结节性硬化症相关肾脏病变

第一节 血管平滑肌脂肪瘤

1. 临床表现

肾血管平滑肌脂肪瘤（renal angiomyolipoma，RAML）是 TSC 最常见的肾脏病变，既往文献报道可见于高达 70%～80% 的成年 TSC 患者，常常为双侧、多发病变，是成年 TSC 患者致死最常见的原因。在一项基于全球多中心登记的 TOSCA 数据研究中共统计了 2216 名 TSC 患者，其中 51.8% 的患者存在 RAML 病变，女性占 57.8%；88.4% 的患者为多发性 RAML，而 83.9% 的患者为双侧发病；另外，研究者发现 RAML 的发生率在 TSC2 突变患者中要高于 TSC1 突变患者。RAML 在很多患者中并无明显症状，而少数患者可以表现出腹痛、血压升高、出血、镜下血尿以及肾功能损害等症状。RAML 肿瘤的大小及数量随着年龄增长而逐渐增加，从而可引起腹部巨大肿块、阵发性或持续性腹痛，甚至发生急性腹膜后大出血，严重者可造成低血容量休克甚至死亡，少数患者可发生肾功能不全、尿毒症等终末期肾病（图 4-1）。

在前述基于 TOSCA 数据的统计中，34.3% 的 RAML 患者存在最大直径 > 3cm 的病灶，且在有影像学随访记录的患者中，21.1% 的患者 RAML 出现肿瘤的体积增大；82.0% 的 RAML 患者无明显症状，腹痛、出血及肾功能损害的病例分别占 6.1%、5.0% 和

3.9%。北京协和医院泌尿外科曾对 43 例存在肾脏病变的 TSC 患者进行回顾性分析，其中 39 例患者存在 RAML，最大直径 < 4cm 与 ≥ 4cm 者分别占 36% 和 64%，平均最大直径为 7.78 ± 5.21cm。由于 RAML 的体积、成分与患者所表现的症状密切相关，因此影像学的评估对于 RAML 来说至关重要。依据 MRU 或腹盆增强 CT 评估患者肾脏血管平滑肌脂肪瘤大小、数目及肾脏形态，肾脏血管平滑肌脂肪瘤临床分级依据表 4-1 进行评估（图 4-2），3 级及以上者出血风险更高，且等级越高者接受栓塞治疗的可能性就越大。

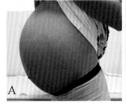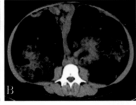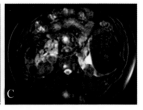

图 4-1　TSC 患者 RAML 病变图

A 和 B. 患者 1，女性，腹部明显膨隆，腹盆 CT 显示双肾巨大错构瘤，挤压周围脏器；C. 患者 2，男性，腹盆 MR 提示双肾错构瘤伴左侧瘤内出血。

表 4-1　乌特勒支（Utrecht）大学医学中心肾脏血管平滑肌脂肪瘤临床分级

分级	RAML 数目	RAML 大小	肾脏解剖形态
0 级	无法评估*	无法评估*	正常
1 级	≤ 5	1 ~ 3.5cm	正常
2 级	> 5	1 ~ 3.5cm	正常
3 级	≤ 5	至少 1 个直径 ≥ 3.5cm	解剖结构完整
4 级	> 5	1 ~ 4 ≥ 3.5cm	解剖结构完整
5 级	> 5	至少 5 个直径 ≥ 3.5cm	解剖结构尚可辨认
6 级	> 5	至少 1 个直径 ≥ 3.5cm	解剖结构不能辨认

*CT 或 MR 无法检测出的，或无法评估的最大直径 < 1cm 的 RAML 病灶。

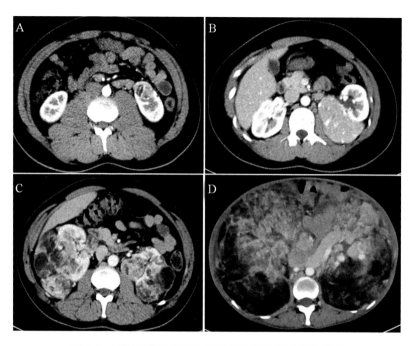

图 4-2 不同临床分级肾血管平滑肌脂肪瘤影像学表现

A. 患者 1，19 岁男性，左肾 RAML 最大径 3.2cm，可评估 RAML 数目为 4，肾脏解剖形态正常，归为 1 级；B. 患者 2，21 岁女性，左肾 RAML 最大径 7.2cm，可评估 RAML 数目为 1，肾脏解剖结构完整，归为 3 级；C. 患者 3，32 岁男性，双肾多发直径 > 3.5cmRAML，数目 > 5，肾脏解剖形态可辨认，归为 5 级；D. 患者 4，37 岁女性，双肾巨大 RAML，正常肾脏解剖结构消失、无法辨认，归为 6 级。

2. 影像学表现

RAML 主要分为富脂型 RAML、乏脂型 RAML 及上皮型 RAML，影像学检查对于肾脏血管平滑肌脂肪瘤的诊断起着至关重要的作用。

富脂型 RAML 主要由异形血管、平滑肌和脂肪 3 种成分组成。

根据 2012 版 TSC 诊断指南，CT 或 MRI 确定肿瘤内部有脂肪成分，即可确诊肾脏富脂型 RAML。TSC 患者的富脂型 RAML 大小不一，直径可从数厘米至数十厘米不等（图 4-3 A、B）。CT 平扫图像上病灶内可见成熟脂肪成分（CT 值 < −10HU），非脂肪实性成分其密度略高于肾实质；后者于增强扫描后可见明显强化，以动脉期强化最为明显。部分体积较大的富脂型 RAML 常合并动脉瘤（图 4-3 C、D）。

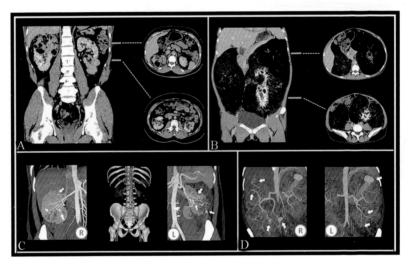

图 4-3　富脂型 RAML

A ~ B. 大小不等的富脂型 RAML；C ~ D. 富脂型 RAML 合并动脉瘤。

乏脂型 RAML：乏脂型 RAML 主要由异形血管、平滑肌两种成分组成，而脂肪组织所占比例 < 4%。CT 平扫图像上，乏脂型 RAML 呈边界清晰的稍高密度占位（CT 值 > 45HU），密度均匀，增强扫描呈均匀强化，内部罕见出血、坏死等（图 4-4）。MRI 图像上，乏脂型 RAML 呈稍低 T1WI、稍低 T2WI 信号（与肾实质相比），T2WI 压脂像及 T1WI 反相位图像上均无信号减低，增强扫描呈均匀强化。

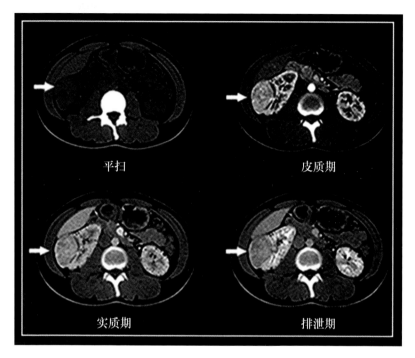

平扫

皮质期

实质期

排泄期

图 4-4　乏脂型 AML

不同于富脂型 RAML，乏脂型 RAML 影像诊断困难，常需要与其他肾脏肿瘤进行鉴别，其中肾细胞癌、类上皮型 RAML 为恶性及潜在恶性，需特别注意。肾细胞癌内坏死、囊变多见，且肿瘤实性成分于 T2WI 上呈高信号，增强扫描强化欠均匀。类上皮型 AML 内出血、坏死多见，增强扫描强化欠均匀。

上皮样 RAML：少部分 TSC 患者可患有上皮样 RAML，其主要由类上皮型平滑肌细胞及异形血管组成，脂肪成分少见。上皮样 RAML 具有潜在恶性，一经发现需及时手术。上皮样 RAML 通常体积稍大，平均直径 ≥ 7cm，病灶内出血、坏死常见。由于上皮样 RAML 内类上皮型平滑肌细胞成分，其于 CT 平扫图像上为高密度，而于 T2WI 图像上呈稍低信号；由于病灶内出血、坏死常见，增强扫描常呈不均匀强化；部分上皮样 RAML 内可见极少量脂肪成分（图 4-5）。

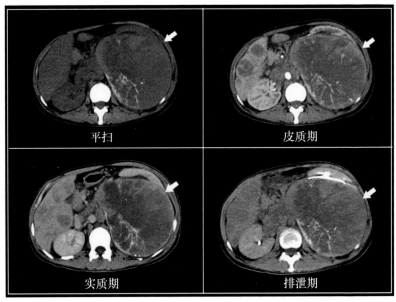

图 4-5　上皮样 RAML

3. 组织病理

根据 2016 年出版的第四版 WHO 泌尿系统及男性生殖器官肿瘤分类的定义，肾血管平滑肌脂肪瘤（renal angiomyolipoma，RAML）的 ICD-O 编码是 8860/0，是一种良性间质肿瘤，由不同比例的脂肪组织、梭形细胞、上皮样平滑肌细胞和异常厚壁血管组成，属于血管周上皮样细胞肿瘤（perivascular epithelioid cell tumor，PEComa），以血管周上皮样细胞增殖为特征。WHO 分类中介绍，RAML 在组织学上可分为经典型 AML（classic angiomyolipoma，CAML）和上皮样 AML（epithelioid angiomyolipoma，EAML），EAML 的 ICD-O 编码是 8860/1，是一种交界性或生物学行为不明的肿瘤。根据文献报道，还有其他较罕见的组织学类型，比如嗜酸细胞样 AML（oncocytoma-like angiomyolipoma，OAML）和显微镜下 AML（Microscopic angiomyolipoma，MAML）。

3.1　经典型血管平滑肌脂肪瘤

大体上，CAML 通常与邻近肾脏分界良好，但没有包膜。根据不同组织成分的相对比例，颜色从黄色到浅褐色不等。由这 3 种成分组成的 CAML 可能类似于透明细胞肾癌的外观，而以平滑肌为主的 CAML 可能类似于平滑肌瘤。较大的 CAML 可以出现突入肾周脂肪，而非浸润性。大多数 CAML 是孤立的，但可能存在多发性。CAML 很少出现明显的囊性或假囊性改变。根据脂肪含量的多少，CAML 可以分成富于脂肪型（脂肪瘤样）和乏脂肪型（平滑肌瘤样），两者没有预后差异（图 4-6，图 4-7）。

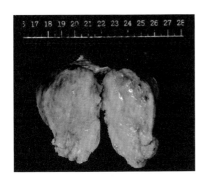 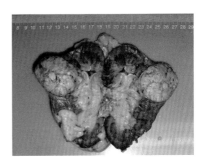

图 4-6　富脂型 CAML 的大体图
切面呈脂肪瘤样金黄色、质软、均质。

图 4-7　乏脂型 CAML 的大体图
肿物位于肾中级凸出肾包膜，切面浅灰褐色，较均质，界清。

　　组织学上，CAML 由比例各异的血管、平滑肌和脂肪成分组成，每种成分均可占有主导或完全缺如。典型的血管表现为偏心厚壁血管，血管周围梭形细胞围绕排列，具有平滑肌细胞及黑色素细胞的特点，可表现为成熟的平滑肌细胞、不成熟的梭形细胞和上皮样细胞。当上皮样细胞出现了明显的异型性且比例增高时，增加了恶性肿瘤的可能性。一些位于包膜下的 CAML（所谓的包膜瘤）几乎完全由平滑肌细胞组成，类似于平滑肌瘤。平滑肌成分的另一个亚型是由与薄壁分支血管相关的细胞组成的，其形态类似于淋巴管平滑肌瘤。夹杂于梭形细胞之间的成熟脂肪细胞通常无细胞异型性。但是可以出现类似脂母细胞的细胞内空泡。壁厚血管缺乏正常动脉的弹力纤维。血管成分明显的 CAML 可能类似于血管畸形。CAML 伴上皮性囊肿是 CAML 的一种亚型，其特征是混合性囊实性结构，囊壁由立方状至鞋钉状上皮细胞被覆。这些上皮囊肿被认为是陷入的肾小管上皮。还有一层致密的上皮下生发层样基质细胞，这被认为是 CAML 伴苗勒氏分化的上皮囊肿的表现（图 4-8，图 4-9）。

　　在免疫组化染色方面，CAML 的梭形细胞成分使黑色素细胞标志物（HMB45、Melan-A、MiTF）以及平滑肌标志物（SMA 和 calponin）呈阳性表达，而角蛋白、其他上皮性标志物以及 PAX2、PAX8 表达阴性。组织蛋白酶 K（cathepsin K）是一种木瓜蛋白酶样半胱氨酸蛋白酶，是小眼畸形相关转录因子家族的靶点，最近发现在肾脏 PEComa 病变的全谱中高度表达，包括 AML 的所有形态亚型。其他 CAML 阳性的标志物还有 CD68，S100 蛋白，雌激素受体（ER）和孕酮受体（PR）和结蛋白（desmin）。在伴有上皮性囊肿的 CAML 中，囊肿的上皮衬里对细胞角蛋白、PAX2 和 PAX8 呈阳性免疫组化反应，而致密的上皮下发生层样基质细胞对 HMB45、Melan-A、cathepsin K、CD10 和雌孕激素受体呈阳性。

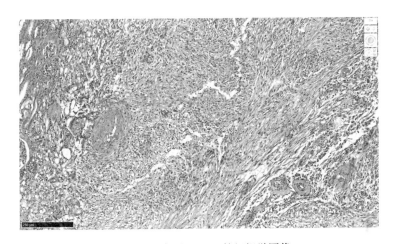

图 4-8　乏脂型 CAML 的组织学图像

在梭形细胞为主的肿瘤中可见异常厚壁的血管，未见脂肪分化。

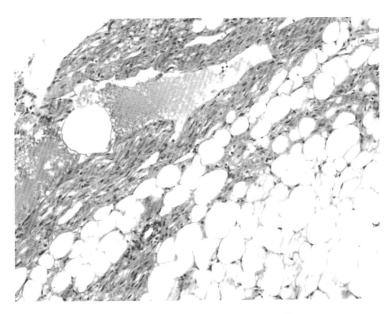

图 4-9　富脂型的 CAML 的组织学图像

在梭形细胞穿插的肿瘤中可见成片成熟的脂肪组织。

虽然 CAML 是良性的。但是部分病例可以出现并发症，甚至死亡。腹膜后出血通常发生于直径 > 4cm 的肿瘤或合并妊娠时，可能危及生命。结节性硬化患者的肾囊肿和多发性 CAML 可导致肾功能衰竭。

3.2　上皮样血管平滑肌脂肪瘤（EAML）

由于与 CAML 的预后明显不同，第四版 WHO 分类将 EAML 单独列为一个病种，并将其定义为一种罕见的 AML，它至少由 80% 的上皮样细胞组成。在大体上，肿瘤通常较大，呈浸润性生长，切面灰褐色、白色、棕色或出血性外观，可能出现坏死，可能发生肾外侵犯或肾静脉或腔静脉受累。

在组织学上 EAML 可以显示两种不同的形态。一种肿瘤的特征是大的多角形细胞，细胞质致密、嗜酸性，细胞核不典型、核仁明显，经常出现核内包涵体，排列在紧密的巢状结构中，被富含血管的菲薄间质分隔。虽然有些肿瘤每 50 个高倍视野中有 ≥ 2 个有丝分裂，但大多数没有有丝分裂或每 50 个高倍视野只有 1 个有丝分裂象。经常出现多核瘤巨细胞，并可以出现不同程度的出血和坏死，肿瘤的整体模式呈癌样生长。另一种类型的 EAML 由上皮样肥大的梭形细胞组成，排列成弥漫而密集的片状。这种肿瘤的生长模式比癌样肿瘤更均匀。肿瘤细胞是相对单一形态的上皮样细胞，细胞质透明至颗粒状、嗜酸性。细胞较小，细胞核相对一致，无明显异型性。核内包涵体并不常见。多核巨细胞可单独或成群出现。这些肿瘤通常没有有丝分裂。仔细在显微镜下检查可找到脂肪细胞分化的微小病灶。

在免疫组化染色方面，EAML 表达黑素细胞标志物（HMB45、

Melan-A、MiTF）、组织蛋白酶 K，不确定表达平滑肌标记物（SMA 和 MSA），结蛋白（desmin）的阳性率较低。一些肿瘤表达 TFE3，但免疫反应性往往较弱。

3.3 其他罕见类型

嗜酸细胞瘤样 AML（OAML）是一种罕见的肿瘤，由具有强嗜酸性细胞质的多边形细胞（HMB45 阳性）组成，在结节性硬化和非结节性硬化症患者中均有报道。由于已有多宗报道嗜酸细胞瘤与 AML 可以 共存于同一肾脏内，因此对这种变异的认识是很重要的。其中一些病例可能是 OAML，而不是嗜酸细胞瘤。结节性硬化患者中嗜酸细胞瘤的发生率似乎高于一般人群。由于发表的病例数量少，还没有 OAML 预后经验的总结报道，目前倾向于类似于 CAML。

具有 AML 某些特征的小结节（所谓的微错构瘤）常出现在 RAML 中，提示这些病变可能是血管平滑肌脂肪瘤的来源。最小的结节通常主要由上皮样平滑肌细胞组成，梭形细胞和脂肪细胞的比例随着病变体积的增大而增加，但是这些小结节通常缺乏 AML 的血管特征。在伴或不伴结节性硬化和 TSC2/PKD1 邻接基因综合征（一种常染色体显性多囊性疾病基因）缺失相关的疾病中，有肾小球内 AML 类似病变的报道。

4. 治疗

4.1 观察等待

观察等待是一种非药物、非手术的治疗措施，包括患者疾病教育、生活方式指导、定期监测等。由于结节性硬化症相关肾脏血管平滑肌脂肪瘤组织学上是良性的肿瘤，虽然也可能存在上皮样血管平滑肌脂肪瘤潜在恶性可能性，其发展过程较难预测，并非所有患者均会出现肿瘤破裂出血，因此对于部分低风险的患者，观察等待可以是一种合适的处理方式，尤其是肿瘤直径＜3cm、无明显不适症状的未成年患者。另一方面，由于结节性硬化症是多系统性疾病，因此在对肾脏病变观察的同时，对其他系统病变也要进行筛查及监测。

长期以来，肾脏血管平滑肌脂肪瘤的干预标准为瘤径≥4cm、有症状的患者、疑似恶性肿瘤的患者以及育龄妇女。肾血管平滑肌脂肪瘤直径＞4cm其破裂出血的风险显著增加，但是近年来也有研究证实对于散发性错构瘤即使瘤径≥4cm，由于其年生长速度较慢，也可采取主动监测的方式。但是对于结节性硬化症相关肾血管平滑肌脂肪瘤患者来说，仍需密切监测肿瘤的暴发性增长及恶性潜能。与散发的肾血管平滑肌脂肪瘤患者相比结节性硬化症相关肾血管平滑肌脂肪瘤患者，在肿瘤的生长速度显著快于散发的患者。Seyam RM 等研究发现散发性肾血管平滑肌脂肪瘤年生长率约为 0.19cm，而结节性硬化症相关肾血管平滑肌脂肪瘤的年生长速度约为 1.25cm。因此对于结节性硬化症患者相关肾血管平滑肌脂肪瘤患者的主动监测需更加谨慎和密切随访。

4.1.1 患者教育

应该向接受观察等待的患者提供结节性硬化症疾病相关知识，包括疾病的进展及潜在恶性肿瘤可能性，特别是让患者了解观察等待的效果和预后。

4.1.2　生活方式的指导

避免剧烈活动，尤其应避免身体猛烈撞击活动诱发的肾血管平滑肌脂肪瘤破裂出血。完善智力评估，对于智力有缺陷的患者提供必要的生活辅助。

4.1.3　基因检测

在观察等待过程中可完善基因检测，基因检测结果有利于待疾病进展后指导药物治疗，也可以早期诊断临床表现不典型的结节性硬化症患者。此外，对于育龄期妇女，早期行基因检测对于优生优育有指导性作用，可行试管婴儿或孕早期行羊水穿刺基因检测，可有效避免突变基因遗传。

4.1.4　定期监测

定期监测是接受观察等待结节性硬化症相关肾血管平滑肌脂肪瘤患者的重要临床过程。在诊断结节性硬化症时，除了肾脏病变，要完善头颅（MRI 或 CT、脑电图、TAND 评估）、心脏（超声心动图、心电图）、肺（HRCT、肺功能）及眼底（眼底镜或OCT）等结节性硬化症累及器官的检查及评估，在之后的随访中也应根据病变情况定期监测。对肾脏，每 1~3 年磁共振或 CT 评估肾血管平滑肌脂肪瘤进展情况。每年定期评估肾脏功能（肾血流功能检查和血肌酐检测），定期监测血压变化情况，对于血压升高或肾功能受损的患者要密切监测（表 4-2）。根据这些个体的风险评估结果，并根据患者的愿望转为 mTOR 抑制剂药物治疗或外科治疗。

综上，观察等待是结节性硬化症相关肾脏血管平滑肌脂肪瘤瘤径 < 3cm、无明显不适症状的未成年患者的首选方式，TSC-AML治疗的根本目的在于保留现有肾单位及肾功能。

表 4-2　TSC 患者确诊时各系统评估项目

器官系统	建议
基因	获取家系病史信息以明确其他家系成员患 TSC 的风险； 为家系咨询或无法临床确诊的 TSC 患者提供基因检测
脑	行 MRI 检查评估皮质结节 / 室管膜下结节 / 放射状移行线 / 室管膜下巨细胞星形细胞瘤； 评估 TSC 相关 TAND； 婴儿期教育监护人识别婴儿痉挛（即使在首次诊断时无发作）； 获取基线常规 EEG，如异常（尤其合并 TAND 时）则行 24h EEG 以评估亚临床癫痫
肾脏	MRI 评估 RAML 和肾囊肿； 测量血压评估是否存在高血压； 测量 GFR 评估肾功能
肺	评估基线肺功能（肺功能测量及 6 分钟步行试验）和高分辨胸部 CT（无论有无症状的成年女性，有症状的成年男性），为青少年及成年女性提供吸烟风险和雌激素使用的相关咨询
皮肤	进行详细的皮肤科查体、检测
牙齿	进行详细的口腔科学查体、检测
心脏	产检时行胎儿心脏彩超筛查心脏横纹肌瘤，评估分娩后心衰风险； ＜ 3 岁儿童患者评估心脏彩色超声； 所有患者行 ECG 评估潜在的传导缺陷
眼	进行完整的眼科评估，包括眼底镜检查以评估视网膜病变和视野缺损

4.2　药物治疗

4.2.1　mTOR 抑制剂概述

2012 年国际结节性硬化症委员会推荐 mTOR 抑制剂是治疗结节性硬化症相关肾脏血管平滑肌脂肪瘤的一线治疗方案。mTOR 抑制剂选择性抑制 mTOR 信号通路。目前，临床应用的 mTOR 抑制剂主要包括西罗莫司、替西罗莫司及依维莫司。西罗莫司

（Sirolimus），又名雷帕霉素（rapamycin），其进入细胞后便和胞内受体 FKBP12 形成复合物，抑制 mTOR 蛋白的活性，阻断蛋白合成和导致细胞周期停滞。替西罗莫司（temsirolimus）是西罗莫司的前体，与西罗莫司相比，其水溶性较差，临床应用需要通过静脉途径给药，由于替西罗莫司进入人体后 15 分钟内就能够经水解作用代谢成西罗莫司，2 小时达高峰，因此，究竟哪种药物活性在临床治疗中起主导作用尚存争议。依维莫司（everolimus）是西罗莫司衍生物，与西罗莫司相比，在具有相似的靶向亲和力、免疫抑制及抗肿瘤活性的同时，具有更好的血 – 脑屏障穿透性、水溶性、生物利用度及更短的半衰期，且具有更高的安全性。

4.2.2 西罗莫司

Bissler 等人开展的一项为期 24 个月、非随机、开放性的临床试验纳入了 25 例肾脏血管平滑肌脂肪瘤合并结节性硬化症（TSC-RAML）或散发性淋巴管肌瘤病（Sporadic lymphagioleiomatosis，SLAM-RAML）患者，起始剂量每日给予西罗莫司 0.25 mg/m²，使血药浓度维持在（1 ~ 5）ng/ml，2 个月随访期若目标肾血管平滑肌脂肪瘤直径缩小 < 10%，则增加药物剂量使血药浓度维持在（5 ~ 10）ng/ml，4 个月随访期若目标肾血管平滑肌脂肪瘤直径缩小 < 10%，再次增加药物剂量使血药浓度维持在（10 ~ 15）ng/ml，以后采取随访第 4 个月时的剂量治疗到第 12 个月，停药后继续随访至 24 个月。结果显示，用药后 12 个月时，获得随访的 20 例患者的肾血管平滑肌脂肪瘤平均体积为基线水平的 53.2%，随访至 24 个月时，肾血管平滑肌脂肪瘤平均体积为基线水平的 85.9%。说明西罗莫司治疗 TSC-RAML 或 LAM-RAML 患者具有良好疗效，但停药后 RAML 将继续增长。

另一项多中心、非随机、开放性的 II 期临床研究纳入 16 例

TSC-RAML 或 LAM-RAML 患者，给予西罗莫司（起始剂量每日 0.5 mg/m2）治疗 2 年，维持血药浓度（3～10）ng/ml，其中 50% 的患者获得部分缓解，其中 8 例患者的肾血管平滑肌脂肪瘤最大直径之和减小了 30% 以上。

Cabrera-Lopez 等人开展的一项为期 2 年单中心、开放性的 Ⅱ/Ⅲ 期临床研究中纳入 17 例 TSC-RAML 患者，给予西罗莫司口服维持血药浓度（4～8）ng/ml，其中 10 例患者肾血管平滑肌脂肪瘤体积缩小基线水平的 50% 以上，6 个月和 12 个月时肾血管平滑肌脂肪瘤体积分别平均缩小 55.18% 和 66.38%，但是与 12 个月数据相比 24 个月时肾血管平滑肌脂肪瘤体积未见进一步缩小。

还有一项多中心、开放性的 Ⅱ 期临床研究值得注意，该研究纳入 36 例 TSC-RAML 或 LAM-RAML 患者中，口服西罗莫司治疗 52 周后，其中 16 例（44.4%）患者肾血管平滑肌脂肪瘤总直径缩小 ≥ 30%，而且血浆中血管内皮生长因子 -D（vascular endothelial growth factor-D，VEGF-D）的水平可以作为用于监测西罗莫司治疗有效性的良好指标。

4.2.3 依维莫司

依维莫司是目前推荐的不需立即手术 TSC-RAML 成年人患者的一线治疗。EXIST-2（NCT00790400）为一项随机、双盲、安慰剂对照的国际多中心 Ⅲ 期临床试验，纳入 118 例 TSC-RAML 或 LAM-RAML 患者以 2∶1 的比例将患者随机分为依维莫司治疗组（n=79，10mg/d）及安慰剂组（n=39），以目标肾血管平滑肌脂肪瘤体积缩小 50% 以上为主要研究终点，依维莫司组有效率为 42%，而安慰剂组的数据为 0%。依维莫司治疗 24 周时，55%（39/71）的患者的 RAML 体积较基线水平减小了 50% 以上，安慰剂组中为 0%（0/33）；80%（57/71）的依维莫司治疗组患者的 RAML 体积较基线水平减小 30% 以上，安慰剂组中为 3%（1/33）。

2016 年，EXIST-2 研究小组再次更新临床研究数据，至 2013 年 5 月 1 日的研究数据显示，在平均口服用药 28.9 个月时，有 54% 的患者肾血管平滑肌脂肪瘤体积缩小 50% 以上，在依维莫司治疗 96 周时分别有 81.6% 和 64.5% 的患者肾血管平滑肌脂肪瘤体积分别缩小 30% 和 50% 以上。值得欣喜的是，EXIST-2 研究小组发现血浆中 VEGF-D 和 IV 型胶原（collagen type IV，COL-IV）不仅与 TSC-RAML 患者基线肾血管平滑肌脂肪瘤体积相关，还可以作为用于监测依维莫司治疗有效性的有力指标。2017 年发表的 EXIST-2 研究结果更新至 2015 年 2 月 4 日，在扩展期共 112 例患者接受依维莫司治疗，在平均治疗 46.9 个月时 58% 的患者肾血管平滑肌脂肪瘤体积缩小 ≥ 50%，而体积缩小 ≥ 30% 者在所有监测时间点均占 75% 以上（图 4-10，图 4-11，图 4-12）。

此外，同时期进行的 EXIST-1（NCT00789828）为一项随机、双盲、安慰剂对照的多中心 III 期临床试验，以结节性硬化症相关的室管膜下巨细胞星形细胞瘤（subependymal giant cell astrocytoma，TSC-SEGA）的临床有效率为主要研究终点，给予每日口服依维莫司 4.5 mg/m2，血药浓度为（5～15）ng/ml，对其中同时合并有肾血管平滑肌脂肪瘤患者进行亚组分析时，依维莫司组有效率（目标肾血管平滑肌脂肪瘤体积缩小 50% 以上）为 53.3%（16/30），而安慰剂组的数据为 0%（0/14）。在治疗 12 周，24 周和 48 周时肾血管平滑肌脂肪瘤体积较基线水平减小 30% 以上的患者依维莫司组分别为 82.6%，100% 和 100%，相对应的安慰剂组数据分别为 8.3%，18.2% 和 16.7%。该项研究同样进行了扩展期部分，在所有接受依维莫司治疗并且在基线时存在 ≥ 1 个目标肾血管平滑肌脂肪瘤的 41 例患者中，平均治疗 42.3 个月后有效率达到 73.2%（30/41）。

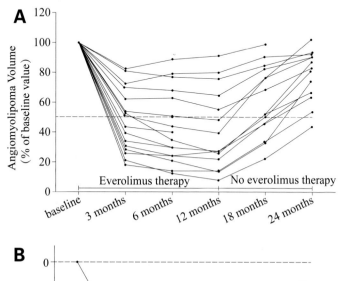

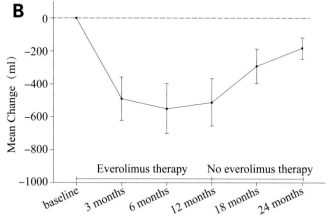

图 4-10 依维莫司治疗期间及停药后 RAML 体积变化

A. 个体 RAML 每次随访体积变化，以基线体积为对照，虚线代表基线体积 50%；
B. 相比基线水平时 RAML 体积绝对值的平均变化。

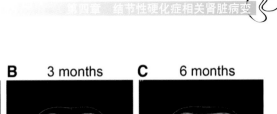

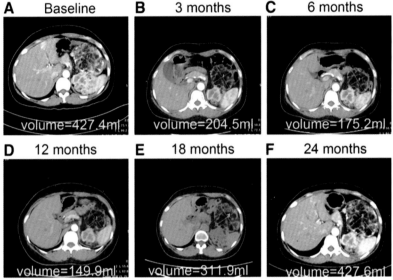

图 4-11 某 TSC 相关 RAML 患者依维莫司治疗期间及停药后目标肿瘤体积变化

A. 基线时该目标 RAML 大小；B&C&D. 分别为治疗 3 个月、6 个月和 12 个月时该肿瘤体积大小；E&F. 分别为停药 6 个月和 12 个月时该肿瘤体积大小。

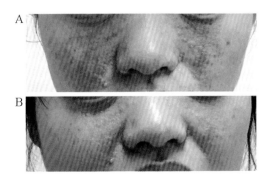

图 4-12 一位 TSC 患者治疗前后面部血管纤维瘤变化

A. 治疗前面部病损情况；B. 治疗 12 个月后面部病损明显好转。

北京协和医院泌尿外科进行的国内关于依维莫司治疗结节性硬化症相关肾血管平滑肌脂肪瘤的临床试验结果显示，共纳入 18 例 TSC 相关 RAML 患者，治疗 12 个月时，目标 RAML 体积缩小 ≥ 50% 的患者比例达 66.67%，平均 RAML 体积降至基线的 41.14 ± 26.54%。上述临床试验结果提示依维莫司治疗 TSC-RAML 或 LAM-RAML 的疗效显著。

目前尚无直接比较依维莫司和西罗莫司对结节性硬化症相关肾血管平滑肌脂肪瘤疗效的随机对照研究。北京协和医院泌尿外科曾对接受依维莫司和西罗莫司的 TSC 患者进行回顾性分析，治疗 6 个月时，依维莫司组 RAML 平均体积缩小率为 55.56%，西罗莫司组为 30.5%，这一结果的验证有待更高等级、更长随访的循证医学证据。另外，7 例患者治疗前曾发生出血，经 mTOR 抑制剂治疗期间未再出血，而镜下血尿比例也有所下降。同时在该项研究中对影响 mTOR 抑制剂疗效的影响因素尝试分析，结果发现 RAML 的平均 CT 值对于疗效具有预测作用。以所有病灶的中位 CT 值（–7.0Hu）为界分为高 CT 值（≥ –7.0Hu）和低 CT 值（< 7.0Hu），发现高 CT 值组的肿瘤反应程度更明显，两组 RAML 体积缩小 ≥ 50% 者分别占 90.5% 和 18.2%（图 4-13）。RAML 组织成分中，脂肪含量越多则平均 CT 值将会越低，可能会导致肿瘤对 mTOR 抑制剂的反应较差，这与前述提到的血清 VEGF-D 水平监测治疗反应的原理相似，因此可作为 TSC 患者 RAML 接受 mTOR 抑制剂治疗后肿瘤变化趋势的预测指标。

结合上述研究结果以及目前推荐治疗方案，建议使用依维莫司时，成年患者予以初始剂量 10mg qd 口服治疗，定期监测患者不良反应情况、血药浓度，每 3 ~ 6 个月 MRI 或 CT 评估靶病灶大小变化情况。

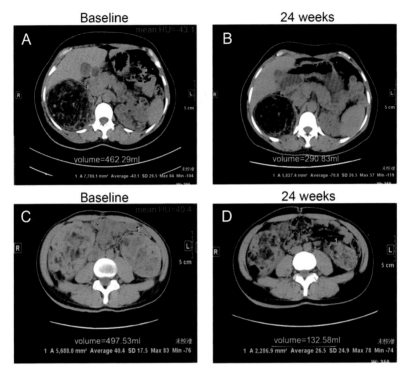

图 4-13 不同基线平均 CT 值的 RAML 对依维莫司的不同反应

A ~ B. 一低平均 CT 值 RAML 患者对依维莫司反应相对不明显；C ~ D. 一高平均 CT 值 RAML 患者对依维莫司反应相对较明显。

4.2.4 用药模式

关于 RAML 依维莫司治疗的用药模式，目前尚无定论。虽然 EXIST-2 试验中患者的保持治疗平均长达 4 年左右，但依维莫司治疗的最佳持续时间仍不清楚；国内依维莫司研究显示，依维莫司停药 1 年后 RAML 体积再次增大至基线水平的 $77.62 \pm 16.66\%$。因此，如何选择药物治疗时间及时机有待进一步明确。针对依维莫司的治疗方案，不同研究进行了不同模式的探索。

如前所述，EXIST-2 的长期结果显示，112 例患者接受依维莫司治疗，中位时间为 46.9 个月，持续治疗达 4 年的患者超过 50%，RAML 的缓解率为 58%；长期治疗的患者可以稳定控制 RAML 体积并减少其破裂出血风险。因此，依维莫司的长期治疗可持续维持效果；另一方面，该研究中尽管报道的 3 级不良事件 < 4.5%、4 级不良事件极为罕见，但约有 37.5% 的患者存在严重不良事件。

日本学者 Hatano 等人对间歇性给药方案进行了小样本的报道。研究共纳入 26 例 TSC 相关 RAML 患者，当患者治疗≥ 12 个月，且 RAML 体积缩小至 ≤ 4cm 并达到稳定状态，予以停药观察；当停药期间 RAML 体积增大至 > 70% 基线体积时即再次用药。26 例患者的初次治疗缩瘤率可达 67%，停药后 12 个月时有 8 例患者 RAML 体积保持稳定且未再服药，另有 18 例患者恢复治疗，第二次治疗后缩瘤率达 61%，且有 12 例患者达到再次停药的标准。治疗及停药期间均未出现 RAML 破裂出血，≥ 3 级的不良事件在初次治疗时占 12%，而在二次治疗时为 0，不良反应在停药期间均恢复。

中国台湾地区的一项小样本研究对低剂量依维莫司维持治疗进行了探索。研究者认为依维莫司治疗 TSC 相关 RAML 的剂量经验性地参考于治疗 TSC 相关 SEGA 的剂量，而由于血脑屏障的存在，颅内病变或许需要更高的剂量；另一方面，一旦患者病情达到稳定，在长期用药的患者当中要兼顾药物的副反应。该研究中 11 例 RAML 患者初始口服依维莫司 2.5mg/ 日，据耐受情况逐渐增加剂量至 5mg/ 日，并根据依维莫司血药浓度分为 < 8ng/ml 和 > 8ng/ml 两组，24 月后 < 8ng/ml 组 RAML 体积缩小率为 10.6 ~ 65.2%，> 8ng/ml 组 RAML 体积缩小率为 42.5 ~ 70.6%，两组治疗前后 RAML 体积变化有显著统计学差异，说明低剂量依维莫司 [（2.5 ~ 5）mg/d] 也能有效缩小 RAML 体积，或可通过调整血药浓度及副作用之间的平衡使患者同样达到长期获益。

综上,目前对于依维莫司治疗的模式仍处于探索之中。在使用药物治疗过程中,如患者疗效稳定且耐受良好,可长期行 mTOR 抑制剂治疗;部分患者可结合 RAML 的治疗效果、不良反应以及经济负担等多项因素,制定合适的个体化治疗方案。

4.2.5 副作用监测及管理

依维莫司治疗结节性硬化症相关肾血管平滑肌脂肪瘤过的治疗期间应主动监测肿瘤的生长,血压和肾功能,最初第 2、6、12 周,然后每 3~6 个月 1 次;也有学者认为稳定后可适当降低定期复查频率到至少每年 1 次。以 EXIST 研究为例,依维莫司治疗 TSC 相关 RAML 所诱发的不良反应多为 1~2 级,少部分为 3~4 级。其中口腔炎、鼻咽炎、痤疮样皮疹、头痛、咳嗽、高胆固醇血症最为常见,而闭经、月经不规律也是女性患者主要的不良反应之一。针对常见的口腔炎、感染等问题可进行预防性干预。多数 1~2 级不良反应不需调整药物,部分 2 级及 3 级的可予药物减量或暂停治疗,同时采取必要的处理措施。如确定减量,新的药物剂量建议减于原剂量的 50% 左右,必要时可予药物浓度测试测定,根据 EXIST 研究的经验,维持于(5~15)ng/ml。治疗前及治疗中患者应接受相关药物服用的知识普及,特别是对那些潜在严重的副作用的患者,如肺炎、早期口腔炎或者贫血患者。如患者存在最大耐受剂量依维莫司治疗 6 个月仍无法抑制的肿瘤进展,或是调整剂量后肾小球滤过率(glomerular filtration rate,GFR)继续恶化(< 30min/L)、严重蛋白尿(> 3g/L),亦或是其他无法耐受及缓解的其他不良反应,应考虑停止依维莫司药物治疗。需要进一步研究以前瞻性评估接受依维莫司抑制剂用于 TSC-AML 的患者的长期生活质量结果和最佳治疗策略。

关于西罗莫司治疗 TSC-RAML 的报道中，不良反应以 1~2 级为主，其中口腔溃疡、上呼吸道感染、口腔炎及高脂血症最常见，3 级不良反应较少，主要是心包炎、骨髓抑制及房性心律失常等，部分女性患者可能出现月经不规律或闭经现象，多数可自然好转或经短期服用黄体激素后改善。极少数患者可出现抽搐为代表的 4 级不良反应，常与患者既往有反复癫痫发作病史有关。应用西罗莫司治疗过程中需严密监测其血药浓度，应根据患者具体情况调整合适用量，以达到最佳疗效的同时降低不良反应的发生。

4.3 手术

虽然 mTOR 抑制剂（45.7%，144/315）及动脉血管栓塞（44.8%，141/315）仍是目前各国最常选择的治疗方式，但 TSC-RAML 导致肿瘤破裂出血及肾实质破坏所导致的肾功能减退等肾脏相关病变是 TSC 患者最常见致死性因素之一，并且与散发性肾脏 AML 相比，TSC-RAML 的增长速度明显较快（1.25cm/y 对 0.19cm/y）。随着年龄的增长，接受动脉血管栓塞及外科手术治疗的患者数量明显增加。因此，外科干预在 TSC-RAML 患者的诊疗过程中起着举足轻重的作用。尤其在动脉血管介入栓塞治疗技术出现以前，外科手术是症状性及高出血风险性肾脏 AML 的经典治疗方式。

然而，由于 TSC-RAML 的直径及数量会随着患者年龄的增长而逐渐增大增多，而外科手术会相对增加手术相关并发症及肾功能受损的发生率，并且多项研究已经凸显 mTOR 抑制剂及动脉血管介入栓塞的优越性，因此 2012 年国际结节性硬化症共识委员会建议在临床诊疗中应该尽量避免肾切除或肾部分切除手术的实施。尽管如此，外科手术仍然是 TSC-RAML 患者临床治疗的最后一道防线（图 4-14）。

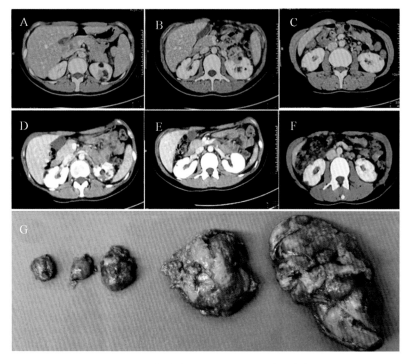

图 4-14 1 例多发 TSC-RAML 的手术治疗

30 岁女性 TSC 患者，左肾多发 RAML。A ~ C. 术前增强 CT 可见双肾皮质内多发肿块，左侧最大 6.8cm × 3.5cm，位于左肾上极，右侧最大 2 × 1cm；D ~ F. 术后 3 月增强 CT，残余肿瘤未见明显增大；G. 术中肿瘤照片，左肾可见多发凸起黄色脂肪质地肿物，右一右二分别为左肾上极和左肾门水平肿瘤。

　　与肾脏恶性肿瘤的手术治疗方式类似，RAML 的手术方式也经历了从肾切除术到开放肾单位保留手术，再到如今微创性肾单位保留手术的发展过程。对于 TSC-RAML 患者来说，鉴于肾单位保留手术具有更好地保留肾脏功能、提高患者总体生存率等优点，微创性（腹腔镜或机器人）肾单位保留手术应视为目前外科手术干预的首选。对于巨大 TSC-RAML 也可选择开放肾部分切除术，以便改善术野，缩短肾动脉阻断时间，保护肾功能（图 4-15）。

TSC-RAML 多为多发肿瘤，且具备手术指征的 TSC-RAML 的患者常并发不同程度的慢性肾功能损害，这对术者经验及术中损伤控制、术后管理提出了更高的要求，但通过缩短肾动脉阻断时间、合理设计术式可在不明显加重肾功能损害的前提下，取得良好的肿瘤控制效果（图 4-14）。双侧肾脏均需要手术的 TSC-RAML 可分期手术，并根据患者分肾肾功能综合考虑手术顺序（图 4-15）。

术前应尽可能详细评估患者病情，及时制订有效治疗方案，并与患者及家属充分沟通，详细交代目前病情、可选治疗方案、相关风险及可能预后等。对于非抢救性手术患者，如果 TSC-RAML 体积过大致使肾脏实质受损严重、轮廓不清或消失者，术前可联合应用 mTOR 抑制剂，在瘤体缩减后再行手术治疗，所有接受手术治疗的 TSC-RAML 患者术后应继续行 mTOR 抑制剂治疗。同时建议所有 TSC-RAML 患者在术后第 3 个月进行随访，以后每 6 个月常规随访一次，以腹部 MRI 或 CT 检查评估 TSC-RAML 变化情况；在常规随访周期内，如果患者出现突发腹痛、血尿等 TSC-RAML 相关不适症状应立即到医院就诊，进行相关评估及处理。

推荐以下情况中手术可作为一线治疗方案：①快速增长的症状性 TSC-RAML；②瘤体发生突发致命性破裂出血而经评估动脉栓塞治疗不能有效控制者；③不能排除 PEComa 或 RCC 者；④经严格筛选能够进行保留肾单位手术的；⑤客观因素导致无法接受 mTOR 抑制剂治疗者，如孕妇和 mTOR 抑制剂过敏者。

推荐以下情况可作为二线治疗方案：① mTOR 抑制剂治疗后持续进展的难治性 TSC-RAML；②瘤体发生突发致命性破裂出血而动脉栓塞治疗失败者；③动脉血管介入栓塞治疗后反复出血或症状性 TSC-RAML。

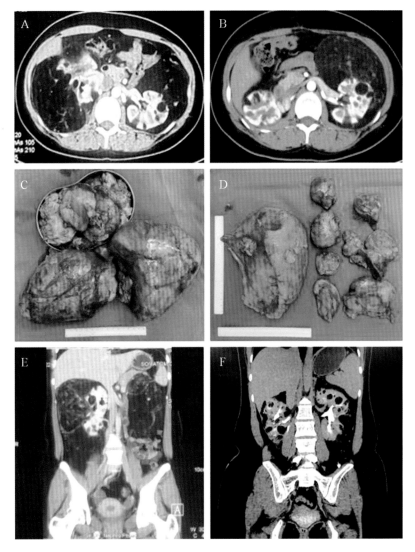

图 4-15　1 例双侧多发巨大 TSC-RAML 的序贯手术治疗

25 岁女性 TSC 患者，双肾多发巨大 RAML 伴慢性肾功能损害，依维莫司治疗 2 年，肿瘤无明显缩小。A. 术前增强 CT 可见，双肾多发脂肪密度为主的混杂密度结节状及巨大团块影，肾实质受压变形；B. 开放右肾部分切除术后 6 个月，增强 CT 示.

左肾形态较术前明显改善；C. 开放右肾部分切除术术中肿瘤照片，右肾上极肿瘤 19×16cm，右肾下极肿瘤 18×14cm；D. 开放左肾部分切除术术中肿瘤照片，最大肿瘤约 21×18cm，位于左肾腹侧；E. 术前增强 CT（冠状位）；F. 开放右肾部分切除术后 9 月、开放左肾部分切除术后 3 月增强 CT（冠状位）：双肾形态较术前明显改善，残留小肿瘤未见明显增大。

4.4 介入治疗

4.4.1 介入治疗概述

与 mTOR 抑制剂（雷帕霉素及其衍生物）相比，动脉血管的介入栓塞虽不能作为无症状、进展性 TSC-RAML 患者的一线治疗方案，但对于具有活动性出血或较高出血风险的 TSC-RAML 患者来说，动脉血管介入栓塞治疗能够在一定程度上有效控制或预防突发出血事件、缩减肿瘤体积、减缓肿瘤生长速度；同时与外科手术相比，动脉血管介入栓塞治疗具有更好的短期效果、更低的手术操作相关并发症及创伤，能够更好地保留肾脏功能。Peter 等对 4280 例接受动脉血管栓塞治疗的 TSC-RAML 患者进行回顾分析发现，栓塞治疗在降低肉眼血尿（27.7%）、腹膜后出血（8.4%）、腹部包块（6.9%）等方面有显著效果。

目前的动脉血管介入栓塞技术主要包括选择性和超选择性栓塞技术，后者的优势更明显。临床上常用栓塞剂主要包括：乙醇、线圈、泡沫、微球等，相关数据表明，联合应用 2 种以上的栓塞剂能够更有效地缩减瘤体，同时降低栓塞相关不良事件的发生率。据报道，在目前技术水平下，肾脏 AML 内目标动脉血管完全栓塞的平均成功率约为 93.3%，重复栓塞率约为 20.9%。

自 1986 年 Oesterling 等公布其开创性研究成果以来，临床症状性肾脏 AML 及瘤体直径 > 4cm 作为介入栓塞或外科干预的标准一直被临床医师广泛应用至今。其研究结果提示，当肾脏 AML 瘤体直径＜ 4cm 时，仅有 23% 的患者出现相应临床症状、13% 的患者发生活动性出血；而肾脏 AML 瘤体直径＞ 4cm 时，出现临床症状及发生活动性出血的患者分别上升至 82% 和 51%。随着血管成像技术的快速发展及对疾病认识的逐步深入，发现肾脏 AML 破裂出血除了与瘤体直径及脂肪含量相关外，主要与瘤体内动脉瘤的形成有关，当瘤体内动脉瘤直径＞ 5mm 时其破裂出血风险明显增加（图 4-16），而当瘤体内无动脉瘤形成或动脉瘤直径＜ 5mm 时其破裂出血风险较低，因此亦有学者建议可将后者的干预标准放宽至肾脏 AML 直径 6cm 甚至 8cm 以上。

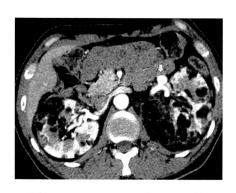

图 4-16　TSC-RAML 增强 CT 图像

箭头所示：一个直径 11mm 的瘤体内动脉瘤

那么同时，动脉血管介入栓塞治疗在 TSC-RAML 的临床应用中也存在一定的局限性，以下情况可能会影响预期效果或不适合栓塞治疗，需慎重选择：① 瘤体内有多发或巨大动脉瘤；② 瘤体内脂肪成分较多而血管占比较少；③ 瘤体内血管分布复杂而缺乏主干可能需要多次重复栓塞；④患者为孕妇且保胎愿望强烈。

推荐以下情况介入治疗可作为一线治疗方案：①症状性

TSC-RAML；②突发破裂出血的 TSC-RAML；③ 无症状性 TSC-RAML 直径 > 4cm 且瘤体内动脉瘤直径 > 5mm；④无症状性 TSC-RAML 直径 > 8cm，无论瘤体内动脉瘤直径是否 > 5mm；

推荐以下情况介入治疗可作为二线治疗方案：① mTOR 抑制剂不耐受（过敏、副作用过大等）；② mTOR 抑制剂治疗过程中 TSC-RAML 持续进展；③ mTOR 抑制剂治疗过程中 TSC-RAML 出现破裂出血；④ TSC-RAML 手术治疗后再次出现破裂出血或瘤体进展迅速伴动脉瘤形成。

4.4.2 重复栓塞治疗

对于多数症状性（破裂出血）及无症状、大体积、持续进展性 TSC-RAML 患者来说，其在患病周期内可能需要接受 2 次以上的重复栓塞治疗，甚至有研究指出，接受非计划再栓塞的患者高达 20.9%。研究发现，年龄 < 18 岁、瘤体基线直径偏大是 TSC-RAML 栓塞后再次快速生长的高危因素，但鉴于 TSC-RAML 具有双肾多发、进行性增长的特征，目前尚不清楚需要再次栓塞的肾脏 RAML 是否为复发、新发或邻近 RAML 生长所致。Eijkemans 等对 351 例 TSC 患者的长期随访数据（平均中位随访时间：15.8 年）进行分析发现，接受动脉血管栓塞治疗的 117 例 TSC-RAML 患者中，57 例患者曾接受 2 次以上栓塞治疗。进一步分析发现，TSC-RAML 患者接受动脉血管栓塞治疗的频率与 RAML 临床分级的高低相关，比如，0–2 级一般不进行栓塞治疗，而 RAML 分级达到 3 ~ 6 级的 TSC 患者，其总栓塞次数及每年栓塞次数均随分级的增加而增加（表 4-3）。基于这些数据得出，肾脏 AML 分级达到 3 级的 TSC 患者大约每 11 年需要接受一次动脉血管栓塞治疗，而肾脏 AML 分级达到 6 级的 TSC 患者大约每 7 年需要接受一次动脉血管栓塞治疗。

表 4-3 不同 RAML 分级的 TSC 患者动脉血管栓塞治疗相关数据

RAML 分级	患者人数（%）	栓塞次数 / 人	首次栓塞年龄	栓塞率[*]
不详	19（5.4%）	NA	NA[#]	NA
0 级	88（25.0%）	NA	NA	NA
1 级	48（13.7%）	NA	NA	NA
2 级	52（14.8%）	NA	NA	NA
3 级	13（3.7%）	0.85 ± 0.90	41.7 ± 16.7	0.09 ± 0.10
4 级	69（19.7%）	1.06 ± 1.03	32.8 ± 11	0.08 ± 0.13
5 级	28（8.0%）	1.32 ± 1.12	39.4 ± 14.5	0.11 ± 0.11
6 级	34（9.7%）	2.06 ± 1.89	35.2 ± 12.4	0.14 ± 0.15

#NA：不适用；

*栓塞率：栓塞治疗次数 / 人 / 年。

推荐以下情况可考虑重复栓塞治疗：①难治性或反复复发的症状性 TSC-RAML，同时拒绝外科手术治疗者；②再次出现突发性出血者；③初次栓塞治疗失败：a. 无法确定目标血管；b. 目标血管血流阻断不理想；c. 目标瘤体血管再生；d. 目标瘤体缩减不明显或持续快速增大；e. 造影剂过敏需要对症处理者。

4.4.3 介入治疗相关不良反应：

与动脉栓塞治疗相关的不良反应发生率约为 42.8%，其中最常见的是具有自限性的栓塞后综合征（发生率约 35.9%），具体如下：

4.4.3.1 介入治疗过程中：据目前研究结果，在介入治疗操作过程中极少发生介入相关不良反应及致命性并发症。

4.4.3.2 介入治疗后：① 栓塞后综合征：发生率约 35.9%，是指患者在接受介入治疗后最初 72 小时内发生的一系列自限性症候群，主要包括发热、恶心、呕吐和疼痛等，栓塞治疗前可预防性地给予退热、止吐、镇痛等药物，而高选择性动脉栓塞治疗也能够在一定程度上降低栓塞后综合征的发生。② 贫血：接受动脉血管栓塞的 TSC-RAML 患者，其发生贫血的风险均明显增加（选择性：HR（95% CI）：3.92（2.29 ~ 6.73），P < 0.001；非选择性：HR（95% CI）：3.83（2.15 ~ 6.80），P < 0.001），可能与栓塞造成肾小管周围间质细胞坏死、从而引起促红细胞生成素（EPO）分泌不足所致。③ 高血压：常见于接受选择性动脉血管栓塞的 TSC-RAML 患者［选择性：HR（95% CI）：3.04（1.71 ~ 5.41），P < 0.001；非选择性：HR（95% CI）：0.43（0.17 ~ 1.08），P=0.07］，判定标准：收缩压 > 140mmHg，舒张压 > 90mmHg。④肾功能减退：常见于接受非选择性动脉血管栓塞的 TSC-RAML 患者［选择性：HR（95% CI）：1.41（0.68–2.92），P=0.4；非选择性：HR（95% CI）：2.88（1.38 ~ 6.02），P=0.005］，判定标准：GFR < 60ml/min/1.73m^2。⑤ 其他不良反应：非目标部位栓塞（2.3%）、呼吸系统并发症（2.0%）、脓肿形成（1.6%）、活动性腹膜后出血（1.0%）、过敏反应（0.6%）、尿潴留（0.6%）、尿路感染（0.3%）、股动脉损害（0.3%）、肾动脉痉挛（0.3%）等。

4.5 个体化治疗

目前，对于无症状 TSC-RAML 患者来说，mTOR 抑制剂作为一线治疗方案已经成为国内外该领域相关专家的共识。然而，对于症状性、出血性或高出血风险的 TSC-RAML 患者来说，在选择介入栓塞或外科手术治疗的指征及时机方面仍然存在较大争议。鉴于 TSC 在全球范围内发病率低的特点，对于 TSC-RAML 的诊治经验仍相对不足，尤其是外科诊治相关循证医学数据有限，现阶段外科医生对于 TSC-RAML 的临床处理多参考于散发性肾脏 AML 的诊治标准。因此在这种情况下，TSC-RAML 患者的个体化治疗就显得尤为重要。

TSC-RAML 患者的个体化治疗方案应综合考虑患者的具体病情、现有医疗设备及技术条件。例如，对于影像学检查提示已经完全丧失肾脏形态、出血风险相对不高且无明显临床症状的 TSC-RAML 患者，可以选择先行 mTOR 抑制剂新辅助治疗一段时间，动态监测 TSC-RAML 变化，根据药物治疗效果及实时病情变化，择期行动脉栓塞治疗或外科手术治疗，之后可以继续应用 mTOR 抑制剂治疗（"三明治"法）。对于直径较大、位置表浅、出血风险较高的散在性突出性 TSC-RAML，在患者及家属（法定监护人）充分知情同意的前提下，可以考虑先行外科手术剜除肿瘤后再行 mTOR 抑制剂治疗。而对于孕妇合并 TSC-RAML 者，由于随着胎儿逐渐增大导致 TSC-RAML 出血风险明显增加，而持续 mTOR 抑制剂治疗及动脉栓塞过程中的放射暴露可能对胎儿发育造成损害，可以在孕早期选择外科手术治疗。如有单个孤立病灶或突出于肾脏表面，也可以考虑超声或 CT 引导下消融治疗。

对 TSC-RAML 患者实施个体化诊治的前提是：①患者及家属（法定监护人）具有一定的疾病认知水平，②患者及家属（法定监护人）充分知情同意，③必须坚持在目前阶段的诊治原则框架内沟通、协商选择最佳治疗方案。

第二节　上皮来源肿瘤

　　结节性硬化症累及肾脏可导致肾上皮源性肿瘤，主要包括肾细胞癌（renal cell carcinoma，RCC）和肾嗜酸细胞瘤（renal oncocytoma）。肾细胞癌相对常见，可见于 2%~4% 的结节性硬化症患者，远高于普通人群的发病率，而且常见于儿童和青年。结节性硬化症中肾嗜酸细胞瘤发生率尚无流行病学数据，多为个案。

　　目前尚未明确结节性硬化症患者发生肾上皮源性肿瘤的确切机制，对于为何只有少部分患者发生肾细胞癌的原因也尚未阐明。但是，近来的一些研究做了一些有意义的探索。Tyburczy ME 等研究指出肾脏在发育过程中 TSC2 基因受"密集型的二次打击突变"（a "shower" of second hit mutations）是导致多灶性乳头状肾细胞癌的原因。Cohen 等人在 TSC2 基因敲除大鼠模型上发现转录或转录后水平关键酶 B-Raf 的修饰以及 cAMP 依赖的 p27kip-Cyclin D1 胞质异位在结节性硬化症相关肾细胞癌的发生及发展过程中扮演着重要角色。

1. 临床表现

　　与普通肾癌相比，TSC 相关肾上皮源性肿瘤通常发病较早，常为双侧、多发病灶。TSC 相关肾上皮源性肿瘤常见的伴发症状为肾血管平滑肌脂肪瘤、皮肤损害，并常伴有慢性肾功能损害。除 TSC 的典型临床表现外，TSC 相关肾上皮源性肿瘤通常无其他特殊临床表现，多数患者在 TSC 定期监测或体检时行 CT 检查发现。

2. 影像表现

TSC 相关的肾上皮源性肿瘤有多种病理类型，其影像学表现也因病理类型的不同而有所差异。常见的影像学特征为位于肾实质内的软组织密度占位，CT 平扫呈等或稍高密度，增强扫描皮质期显著强化，实质期及延迟期强化程度低于肾实质（即对比剂迅速廓清），肿瘤内部坏死囊变常见（图 4-17）。

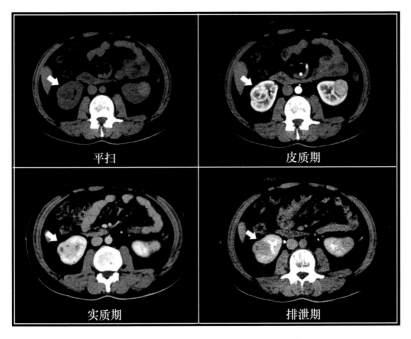

图 4-17　TSC 相关肾细胞癌的增强 CT 表现

3. 组织病理

肾细胞癌（renal cell carcinoma，RCC）发生于 2%~4% 的结节性硬化综合征（TSC）患者。一般来说，与散发性肾细胞癌相比，大多数综合征相关的肾肿瘤倾向于多灶性和 / 或双侧性，发病年龄较轻，多数为女性（男性：女性 =11：25）。以往的研究已经注意到这些癌症的各种组织学表现，但全谱的形态和分子特征还没有完全阐明。

杨平等研究者基于对 19 例 TSC 患者中发现的 46 例肾上皮细胞肿瘤（含多发肿瘤）的临床、病理及分子特征研究，将 TSC 相关上皮来源肿瘤分为 TSC 相关的乳头状肾细胞癌（TSC-PRCC）、嗜酸细胞 / 嫌色细胞杂交瘤（HOCT）以及未分类的 RCC3 种类型：① TSC-PRCC 为最常见的分型（n=24，占 52%）具有明显的形态学、免疫学和分子特征，包括明显的全部或局灶性乳头结构和一致性的琥珀酸脱氢酶 B 亚基（SDHB）表达缺乏。TSC-PRCC 的其他免疫组化特征为 CK7 和 CA IX 弥漫强阳性，AMACR（P504S）、TFE3、HMB45、CD117 和 RCC 标志物均为阴性，并且通过 FISH 检测发现两例存在 7 号和 17 号染色体的多倍体。② TSC-HOCT 为占比第二的分型（n=15，占 33%）在形态学上类似于嗜酸细胞 / 嫌色细胞杂交瘤（HOCT）。该组肿瘤的免疫组化 PAX8、CD10、CD117 和 SDHB 阳性，而 TFE3、HMB45 和 CA-IX 呈阴性，Vimentin、RCC 标志物和 AMACR 的免疫染色状态不确定。该组肿瘤经过 FISH 检测均未发现 3p、7 号或 17 号染色体的异常，也均未观察到 TFE3 易位。③ TSC 相关未分类的肾上皮性肿瘤（占 15%）在 WHO 肿瘤分类中属于未分类的 RCC。其免疫组化特点为 SDHB 阳性，TFE3 和 HMB45 阴性，其中 CK7 和 / 或 CA IX 阴性与 TSC-PRCC 不同。FISH 检测 3p、7 号和 17 号染色体均未发现异常，也未检测到 TFE3 基因融合。

Guo Juan 等根据对 18 例 TSC 患者中发现 57 例肾上皮细胞肿瘤（含多发肿瘤）的研究，将 TSC 相关上皮来源肿瘤分为 3 类：① 17 例（30%）具有"肾血管平滑肌腺瘤性肿瘤"或"带平滑肌间质的 RCC"相似的特征。与杨平医师的 TSC-PRCC 类似，部分病例呈乳头状结构，免疫组化表型均为 CK7 和 CA IX 阳性，但是 Guo Juan 等强调本型病例中的肿瘤细胞体积大、胞膜清晰，胞质透亮，核级为 ISUP 2 级，排列呈实性巢状、管状和乳头状，间质平滑肌丰富。② 34 例（59%）呈嗜色细胞样形态，主要特征是巢状和片状圆形至立方形细胞，胞质嗜酸性，类似嗜酸细胞型的肾嫌色细胞癌，与杨平医师的 HOCT 分型较接近，但 CD117 表达较少（1/7），而 CK7 表达高（6/7）。③ 6 例（11%）呈颗粒状嗜酸性大囊性形态，肿瘤由大的囊肿和较小的显微镜下囊肿组成，通常囊肿间隔较宽；囊肿由单层大肿瘤细胞构成，胞质呈颗粒状，细胞核圆形，核仁明显，胞质空泡变，细胞通常呈靴钉状；仅部分病例表达 CK7（2/4），而 CA IX、CD117 和 HMB45 均为阴性。本型的特点与杨平医师的未分类的 RCC 病例仅有部分重叠，而且与散发性 TSC 基因突变的嗜酸性实性和囊性肾细胞癌（ESC RCC）的形态也不同。

以上两种病理分型方式的存在一定差异，但本质类似。由于 TSC 相关 RCC 的病例数量较少，目前对其确切的形态学描述及分类掌握不足，有待今后更多的病例报道进一步阐明（图 4-18，图 4-19）。

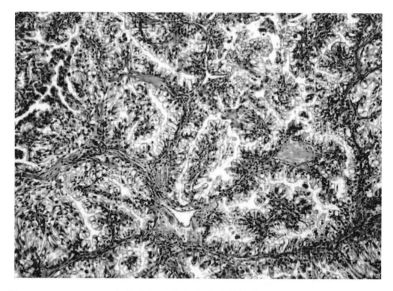

图 4-18　TSC-PRCC 表现为复杂分支的乳头状结构，肿瘤细胞呈透明细胞样

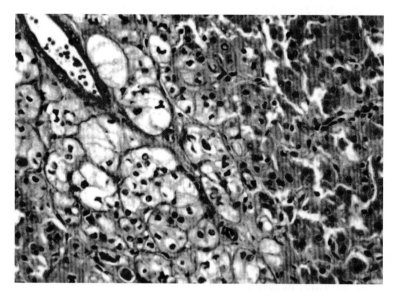

图 4-19　TSC-HOCT，嗜酸细胞瘤与肾嫌色细胞癌成分呈镶嵌性排列

4. 治疗

4.1 手术

TSC 相关肾上皮来源肿瘤手术治疗以保留肾单位的开放或微创术式为首选。单个肿瘤最大直径≥3cm 时应考虑手术治疗，手术治疗对双侧或多发 TSC 相关上皮来源肿瘤的疗效罕有报道，Gil 等人报道了一例 7 岁 TSC 双肾肿瘤患儿，病理证实双肾肿瘤分别为肾细胞癌和嫌色细胞癌。患儿在接受双肾部分切除术后病情稳定，但术后长期随访情况未见报道。射频消融（radio-frequency ablation，RFA）、冷冻消融（cryoablation）、高强度聚焦超声可用于不适合手术，肿瘤直径＜4cm 且位于肾周边的肾癌患者。

术后推荐靶向药物 mTOR 抑制剂（依维莫司）辅助治疗，也可选用索拉非尼、舒尼替尼或阿昔替尼术后辅助治疗。TSC 相关肾上皮来源肿瘤常伴有慢性肾功能衰竭，术后应注意肾功能的监测。

4.2 药物治疗

对散发性肾细胞癌，mTOR 抑制剂依维莫司作为二线靶向治疗药物，但是对于结节性硬化症相关肾细胞癌，推荐 mTOR 抑制剂依维莫司作为一线靶向治疗药物。目前有多个个案报道提示转移性或复发性 TSC 相关肾细胞癌患者可从 mTOR 靶向治疗中获益，但尚缺乏大规模、长期的临床试验结果。已有的临床队列数据均为依维莫司治疗散发性肾细胞癌的临床试验结果，一项国际、随机、开放性Ⅲ期研究（RECORD-1 研究）证实，对于 477 例索拉菲尼和或舒尼替尼治疗失败后的转移性肾细胞癌（metastatic renal cell carcinoma，mRCC）患者使用依维莫司或安慰剂，中位无进展生存期（progression-free survival，PFS）分别是 4.9 个月和 1.9 个月，临床获益率达 69%，二线中位总生存期（overall survival，OS）为 14.8 个月。我们推荐依维莫司（10mg，qd）为肿瘤直径 < 3cm 或有远处转移者不适宜手术治疗者的一线治疗药物。索拉非尼、舒尼替尼或阿昔替尼也可做为术后辅助治疗或 mTOR 抑制治疗失效后的替代治疗选择。

4.3 主动监测

对于最大径 < 3cm 的肾上皮源性肿瘤，一方面良恶性有时难以确定，穿刺活检也有一定的漏诊的可能性；另一方面部分肿瘤生长速度可控，因此主动监测可以作为临床处理的选项之一。

4.3.1 患者教育

应该向接收接受观察等待的患者提供结节性硬化症疾病相关知识，包括疾病的进展及肾脏上皮源性肿瘤恶性可能性及转移可能性，特别应该让患者了解主动监测的效果和预后。

4.3.2 生活方式的指导

值得注意的是约 50% 的结节性硬化症患者相关肾上皮源性肿瘤患者，同时合并 RAML，应避免剧烈活动诱发的肿瘤破裂出血。此外，完善智力评估，对于智力有缺陷的患者提供必要的生活辅助。

4.3.3 基因检测

在观察等待过程中可完善基因检测，基因检测结果有利于疾病进展后指导药物治疗。此外，对于育龄期妇女，早期行基因检测对于优生优育有指导性作用，可通过试管婴儿或孕早期羊水穿刺基因检测，可有效避免突变基因遗传。

4.3.4 定期监测

定期监测是接受观察等待结节性硬化症相关肾上皮源性肿瘤患者的重要临床过程。每3~6个月腹部 MRI 或 CT 评估肾上皮源性肿瘤进展情况，每年定期评估肾脏功能（肾血流功能检查和血肌酐检测），每年行胸部 CT 和全身骨显像检查评估远处转移情况。完善头颅（MRI 或 CT）、心脏（超声心动）、肺（HRCT）及眼底（眼底镜或 OCT）等结节性硬化症累及器官的检查及评估。

第三节 多发性肾囊肿

1. 临床表现

结节性硬化症累及肾脏表现为肾囊肿，是第二常见的肾脏表现，可单发或多发，见于18%～53%的患者，多发肾囊肿是诊断TSC的次要特征之一，有发生于幼儿的倾向，早期常无症状，除非16号染色体的TSC2和其紧密相邻的PKD1突变，这类患者囊肿病程早期发病，在成年早期可引起高血压，随着囊肿的增多及增大可出现腰痛或间歇性肉眼血尿，可进展为慢性肾功能不全，少数患者最终进展至终末期肾病。感染和肾衰竭是多发囊肿致死的主要原因。

2. 影像表现

TSC多发性肾囊肿在CT上表现为肾实质内多发类圆形水样密度影，边界清晰，密度均匀，增强扫描无强化（图4-20 A）。部分囊壁可见钙化，囊内出血呈稍高密度（图4-20 B）。

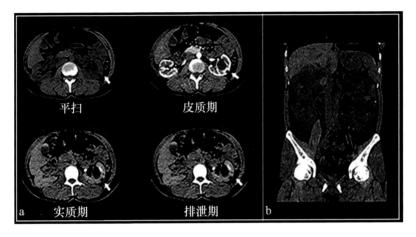

平扫　　　　　皮质期

a　实质期　　　排泄期　　　b

图 4-20　TSC 多发性肾囊肿的增强 CT

3. 基因诊断

对于考虑结节性硬化症相关多发肾囊肿患者，推荐行二代测序基因检测。TSC2 基因下游 60bp 的位置存在 PKD1 基因，PKD1 基因产物为多囊蛋白 –1（polycystin 1，PC1），PC1 为 11 次跨膜的大分子蛋白，分子量约 500kD，表达于肾远曲小管上皮细胞和血管内皮细胞，在人胚肾的发育中其重要作用，是导致常染色体显性遗传性多囊肾（ADPKD）的致病基因。目前认为 PC1 主要参与细胞 –细胞、细胞 – 基质黏附和细胞间信号转导。PC1 可调节肾小管上皮细胞的增殖和分化、介导细胞间的黏附，在肾脏的正常发育和常染色体显性遗传性多囊肾病发病起重要作用。TSC2 基因大片段的缺失突变往往累及邻近的 PKD1 基因，从而导致 TSC2/PKD1 连续基因综合征（PKDTS），可表现为严重的肾脏表型——TSC2/PDK1 连续基因综合征（TSC2/PKD1 contiguous gene syndrome，PKDTS）。

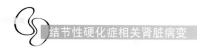

4. 组织病理

结节性硬化症相关多发肾囊肿患者的肾脏体积增大，结构被多囊破坏。囊肿大小不等，从几毫米到几厘米。囊液由清亮到血性，清浊不等。显微镜下病变肾单位的各段均囊性扩张，囊肿脱离肾小管。虽然肾单位各段均受累，但来自集合管的囊肿最大且最多。囊肿内衬单层扁平上皮或立方上皮。受囊肿压迫的肾组织间质纤维化，肾小管萎缩，慢性炎症和血管硬化。

5. 鉴别诊断

结节性硬化相关多发肾囊肿应与以下疾病相鉴别：

5.1 常染色体显性遗传性多囊肾病（ADPKD）

发病率 1/1000 ~ 1/4000，发病年龄多在 30 ~ 50 岁，故既往又称之为"成人型多囊肾病"，实际上该病可发生于任何年龄，甚至胎儿，故"成人型"这一术语并不准确，现已废用。ADPKD 除累及肾脏外，还可伴有肝囊肿、胰腺囊肿、颅内动脉瘤、心脏瓣膜异常等，因此，它也是一种系统性疾病。目前已经明确引起多囊肾病的突变基因主要有 PKD1 和 PKD2 两种。60 岁以上患者将有 50% 将发展至终末期肾衰竭，占终末期肾衰竭病因的 5% ~ 10%。

5.2 常染色体隐性遗传性多囊肾病（ARPKD）

是一种隐性遗传性肾病，一般在婴儿期即有明显表现，因此过去称为"婴儿型多囊肾病"，少部分发生于儿童或青少年。发病率为 1/10000 ~ 1/40000，常伴有肝脏受累，表现为肝囊肿。目前已发现其发病与 PKHD1 基因有关。ARPKD 患儿中，50% 在出生后数小时至数天内死于呼吸衰竭或肾衰竭，存活至成人者主要特征是肾集合管纺锤形扩张，进展至肾衰竭，同时伴有肝内胆管扩张、先天性肝纤维化，临床表现为门脉高压症。

5.3 青少年型或 1 型肾囊肿（髓质囊肿，NPH1）

是一种常染色体隐性遗传的囊肿性肾脏疾病，是 20 岁以前的青少年终末期肾脏疾病中最常见的遗传性疾病。由于近 66% 髓质囊肿病患者是因大片段的纯合子 NPHP1 基因缺失引起，因此，分子遗传学检查可准确诊断 NPH1，并避免肾活检等创伤性检查。

5.4 多囊性肾发育异常（MCDK）

是儿科肾囊性病常见的类型，几乎在产前超声检查时都可以发现和确定，通常发生于单侧，病变范围从部分肾到全肾，甚至双肾，双肾都累及的患儿出生后将无法独立生存；是新生儿肾包块最常见的原因，多数在出生后数年内逐步消退，直至无痕迹。

6. 治疗

6.1 支持治疗

了解多发性肾囊肿患者的一般情况是治疗该病的关键。控制血压、限制钠盐摄入、充分饮水被认为是有效的支持治疗手段。已有可靠研究表明，使用 ACEI 类或 AT-1 类降压药维持血压在 95/60 ~ 110/70mmHg 相较于血压 120/70 ~ 130/80mmHg 的对照组，可显著降低肾脏生长速度，即与标准血压控制相比，严格的血压控制能够有效减缓肾脏体积增加。在一项事后研究中，Torres 等人发现，平均尿钠浓度与实验终点的风险增加显著相关，且高尿钠浓度能够使得 eGFR 下降明显更快。因此，限制钠盐摄入，使患者每日盐摄入量 < 5g 能够有效管理该病。与之相对应的，在一项多中心、前瞻性随机对照实验中，Wong 等人对 PKD 患者进行了为期 3 年的随访发现，通过充分的液体摄入（超过 3L/d）减少尿渗透压能够减缓 PKD 引起的慢性肾病的进展。综上所述，良好的血压调控、合理的饮食是 PKD 疾病管理的重要途径。

6.2 药物治疗

作为治疗结节性硬化症方面的有效药物，mTOR 抑制剂在肾血管平滑肌脂肪瘤、室管膜下星形母细胞瘤、面部血管纤维瘤等方面取得了良好的疗效，其安全性也得到了临床试验的确认。而 mTOR 抑制剂对于结节性硬化症的次要特征——多发肾囊肿的疗效却少有报道。Siroky 等人开展的一项临床试验中，共纳入 15 例多发性肾囊肿的 TSC 患者，并对服用 mTOR 抑制剂前后囊肿直径、体积及数量进行测量。研究表明：囊肿平均直径缩小约 42.1mm，较基线下降 69.9%；囊肿平均体积减少 4.0mL，较基线下降约 92%；囊肿平均数目减少 61 个，减少了 72.1%。基于上述研究结果，mTOR 抑制剂可能有助于控制 TSC 患者的肾囊性改变。此外，在一项 PKD 小鼠动物模型中，研究者探究 mTOR 抑制剂西罗莫司对多发性肾囊肿的疗效。结果显示：西罗莫司能有显著降低小鼠的囊肿负担（肾重 / 体重）并改善血清尿素氮及肌酐指标、保护肾功能。然而，有两项临床试验显示患者在使用 mTOR 抑制剂后并未获益。因此，对于 mTOR 抑制剂治疗 PKD 的疗效仍有待进一步探索。

托伐普坦作为一种血管加压素 V2 受体抑制剂，能够有效降低 PKD 患者肾脏增长速度。在一项多中心、随机双盲、安慰剂对照为期 3 年的临床试验中，托伐普坦组肾脏体积年增涨率为 2.8%，而安慰剂组 5.5%；且肾功能恶化比例更低（2 例 / 人·年对 5 例 / 人·年）。同时也要注意托伐普坦的常见不良反应如心功能不全、肝酶升高等。

一项 2 期临床试验阐述了博舒替尼在治疗 PKD 方面的潜力。在本项实验中，博舒替尼 200mg/d 能够减慢肾脏的生长速度。但是对 eGFR 无明显保护作用。且接近 50% 的患者因不良事件（常见为胃肠道反应及肝毒性）中止实验。

参考文献

1．Kingswood, J.C., E. Belousova, M.P. Benedik, T. Carter, V. Cottin, P. Curatolo, M. Dahlin, et al., Renal angiomyolipoma in patients with tuberous sclerosis complex: findings from the TuberOus SClerosis registry to increase disease Awareness. Nephrol Dial Transplant, 2019. 34(3): p. 502–508.

2．中华医学会泌尿外科学分会，结节性硬化症相关肾血管平滑肌脂肪瘤诊治专家共识．中华泌尿外科杂志，2017. 38(5): p. 321–325.

3．Bhatt, J.R., P.O. Richard, N.S. Kim, A. Finelli, K. Manickavachagam, L. Legere, A. Evans, et al., Natural History of Renal Angiomyolipoma(AML): Most Patients with Large AMLs >4cm Can Be Offered Active Surveillance as an Initial Management Strategy. Eur Urol, 2016. 70(1): p. 85–90.

4．Nelson, C.P. and M.G. Sanda, Contemporary diagnosis and management of renal angiomyolipoma. J Urol, 2002. 168(4 Pt 1): p. 1315–25.

5．Cai, Y., H. Li, and Y. Zhang, Re: Jaimin R. Bhatt, Patrick O. Richard, Nicole S. Kim, et al. Natural History of Renal Angiomyolipoma(AML): Most Patients with Large AMLs >4cm Can Be Offered Active Surveillance as an Initial Management Strategy. Eur Urol 2016; 70: 85–90. Eur Urol, 2017. 71(5): p. e141–e142.

6．Seyam, R.M., N.K. Bissada, S.A. Kattan, A.A. Mokhtar, M. Aslam, W.E. Fahmy, W.A. Mourad, et al., Changing trends in presentation, diagnosis and management of renal angiomyolipoma: comparison of sporadic and tuberous sclerosis complex-associated forms. Urology, 2008. 72(5): p. 1077–82.

7．蔡燚，李汉忠，张玉石，哺乳动物雷帕霉素靶蛋白抑制剂治疗结节性硬化症相关肾脏血管平滑肌脂肪瘤的研究进展．中华泌尿外科杂志，2016. 37(11): p. 875–877.

8. Bissler, J.J., F.X. McCormack, L.R. Young, J.M. Elwing, G. Chuck, J.M. Leonard, V.J. Schmithorst, et al., Sirolimus for angiomyolipoma in tuberous sclerosis complex or lymphangioleiomyomatosis. N Engl J Med, 2008. 358(2): p. 140–51.

9. Davies, D.M., P.J. de Vries, S.R. Johnson, D.L. McCartney, J.A. Cox, A.L. Serra, P.C. Watson, et al., Sirolimus therapy for angiomyolipoma in tuberous sclerosis and sporadic lymphangioleiomyomatosis: a phase 2 trial. Clin Cancer Res, 2011. 17(12): p. 4071–81.

10. Cabrera-Lopez, C., T. Marti, V. Catala, F. Torres, S. Mateu, J. Ballarin, and R. Torra, Assessing the effectiveness of rapamycin on angiomyolipoma in tuberous sclerosis: a two years trial. Orphanet J Rare Dis, 2012. 7: p. 87.

11. Dabora, S.L., D.N. Franz, S. Ashwal, A. Sagalowsky, F.J. DiMario, Jr., D. Miles, D. Cutler, et al., Multicenter phase 2 trial of sirolimus for tuberous sclerosis: kidney angiomyolipomas and other tumors regress and VEGF-D levels decrease. PLoS One, 2011. 6(9): p. e23379.

12. Malinowska, I.A., N. Lee, V. Kumar, E.A. Thiele, D.N. Franz, S. Ashwal, A. Sagalowsky, et al., Similar trends in serum VEGF-D levels and kidney angiomyolipoma responses with longer duration sirolimus treatment in adults with tuberous sclerosis. PLoS One, 2013. 8(2): p. e56199.

13. Bissler, J.J., J.C. Kingswood, E. Radzikowska, B.A. Zonnenberg, M. Frost, E. Belousova, M. Sauter, et al., Everolimus for angiomyolipoma associated with tuberous sclerosis complex or sporadic lymphangioleiomyomatosis(EXIST-2): a multicentre, randomised, double-blind, placebo-controlled trial. Lancet, 2013. 381(9869): p. 817–24.

14. Bissler, J.J., J.C. Kingswood, E. Radzikowska, B.A. Zonnenberg, M. Frost, E. Belousova, M. Sauter, et al., Everolimus for renal angiomyolipoma in patients with tuberous sclerosis complex or sporadic lymphangioleiomyomatosis:

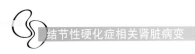

extension of a randomized controlled trial. Nephrol Dial Transplant, 2016. 31(1): p. 111–9.

15. Bissler, J.J., J.C. Kingswood, E. Radzikowska, B.A. Zonnenberg, E. Belousova, M.D. Frost, M. Sauter, et al., Everolimus long-term use in patients with tuberous sclerosis complex: Four-year update of the EXIST-2 study. PLoS One, 2017. 12(8): p. e0180939.

16. Franz, D.N., E. Belousova, S. Sparagana, E.M. Bebin, M. Frost, R. Kuperman, O. Witt, et al., Efficacy and safety of everolimus for subependymal giant cell astrocytomas associated with tuberous sclerosis complex(EXIST-1): a multicentre, randomised, placebo-controlled phase 3 trial. Lancet, 2013. 381(9861): p. 125–32.

17. Kingswood, J.C., S. Jozwiak, E.D. Belousova, M.D. Frost, R.A. Kuperman, E.M. Bebin, B.R. Korf, et al., The effect of everolimus on renal angiomyolipoma in patients with tuberous sclerosis complex being treated for subependymal giant cell astrocytoma: subgroup results from the randomized, placebo-controlled, Phase 3 trial EXIST-1. Nephrol Dial Transplant, 2014. 29(6): p. 1203–10.

18. Franz, D.N., E. Belousova, S. Sparagana, E.M. Bebin, M.D. Frost, R. Kuperman, O. Witt, et al., Long-Term Use of Everolimus in Patients with Tuberous Sclerosis Complex: Final Results from the EXIST-1 Study. PLoS One, 2016. 11(6): p. e0158476.

19. Cai, Y., H. Guo, W. Wang, H. Li, H. Sun, B. Shi, and Y. Zhang, Assessing the outcomes of everolimus on renal angiomyolipoma associated with tuberous sclerosis complex in China: a two years trial. Orphanet J Rare Dis, 2018. 13(1): p. 43.

20. Wang, W., H. Guo, B. Shi, H. Sun, H. Li, Y. Zhang, and Y. Cai, CT characteristics predict the response to everolimus or sirolimus of renal

angiomyolipomas in patients with tuberous sclerosis complex. Int Urol Nephrol, 2019. 51(4): p. 671–676.

21．Wei, C.C., J.D. Tsai, J.N. Sheu, S.L. Chen, T.F. Tsao, S.H. Yang, and J.D. Tsai, Continuous low-dose everolimus shrinkage tuberous sclerosis complex-associated renal angiomyolipoma: a 48-month follow-up study. J Investig Med, 2019. 67(3): p. 686–690.

22．Davies, M., A. Saxena, and J.C. Kingswood, Management of everolimus-associated adverse events in patients with tuberous sclerosis complex: a practical guide. Orphanet J Rare Dis, 2017. 12(1): p. 35.

23．中国抗癌协会泌尿男生殖系肿瘤专业委员会结节性硬化协作组，结节性硬化症相关肾血管平滑肌脂肪瘤诊疗与管理专家共识．中国癌症杂志，2020. 30(1): p. 70–78.

24．Seyam, R.M., N.K. Bissada, S.A. Kattan, A.A. Mokhtar, M. Aslam, W.E. Fahmy, W.A. Mourad, et al., Changing trends in presentation, diagnosis and management of renal angiomyolipoma: comparison of sporadic and tuberous sclerosis complex-associated forms. Urology, 2008. 72(5): p. 1077–1082.

25．Amin, S., A. Lux, N. Calder, M. Laugharne, J. Osborne, and F. O'Callaghan, Causes of mortality in individuals with tuberous sclerosis complex. Dev Med Child Neurol, 2017. 59(6): p. 612–617.

26．Marques, R., E. Belousova, M.P. Benedik, T. Carter, V. Cottin, P. Curatolo, M. Dahlin, et al., Treatment Patterns and Use of Resources in Patients With Tuberous Sclerosis Complex: Insights From the TOSCA Registry. Frontiers in neurology, 2019. 10: p. 1144.

27．Krueger, D.A. and H. Northrup, Tuberous sclerosis complex surveillance and management: recommendations of the 2012 International Tuberous Sclerosis Complex Consensus Conference. Pediatric neurology, 2013. 49(4): p. 255–265.

28. Murray, T.E., F. Doyle, and M. Lee, Transarterial Embolization of Angiomyolipoma: A Systematic Review. J Urol, 2015. 194(3): p. 635-9.

29. Sun, P., J. Liu, H. Charles, J. Hulbert, and J. Bissler, Outcomes of angioembolization and nephrectomy for renal angiomyolipoma associated with tuberous sclerosis complex: a real-world US national study. Current medical research and opinion, 2017. 33(5): p. 821-827.

30. Volpi, A., G. Sala, E. Lesma, F. Labriola, M. Righetti, R.M. Alfano, and M. Cozzolino, Tuberous sclerosis complex: new insights into clinical and therapeutic approach. Journal of nephrology, 2019. 32(3): p. 355-363.

31. Hatano, T. and S. Egawa, Renal angiomyolipoma with tuberous sclerosis complex: How it differs from sporadic angiomyolipoma in both management and care. Asian journal of surgery, 2020.

32. Lam, H.C., B.J. Siroky, and E.P. Henske, Renal disease in tuberous sclerosis complex: pathogenesis and therapy. Nat Rev Nephrol, 2018. 14(11): p. 704-716.

33. Eijkemans, M.J., W. van der Wal, L.J. Reijnders, K.C. Roes, S.B. van Waalwijk van Doorn-Khosrovani, C. Pelletier, M. Magestro, and B. Zonnenberg, Long-term Follow-up Assessing Renal Angiomyolipoma Treatment Patterns, Morbidity, and Mortality: An Observational Study in Tuberous Sclerosis Complex Patients in the Netherlands. Am J Kidney Dis, 2015. 66(4): p. 638-45.

34. Rakowski, S.K., E.B. Winterkorn, E. Paul, D.J. Steele, E.F. Halpern, and E.A. Thiele, Renal manifestations of tuberous sclerosis complex: Incidence, prognosis, and predictive factors. Kidney Int, 2006. 70(10): p. 1777-82.

35. Tyburczy, M.E., S. Jozwiak, I.A. Malinowska, Y. Chekaluk, T.J. Pugh, C.L. Wu, R.L. Nussbaum, et al., A shower of second hit events as the cause of multifocal renal cell carcinoma in tuberous sclerosis complex. Hum Mol Genet, 2015. 24(7): p.

1836–42.

36．Cohen, J.D., M. Labenski, N.J. Mastrandrea, R.D. Canatsey, T.J. Monks, and S.S. Lau, Transcriptional and post-translational modifications of B-Raf in quinol-thioether induced tuberous sclerosis renal cell carcinoma. Mol Carcinog, 2016. 55(8): p. 1243–50.

37．Cohen, J.D., K.Y. Tham, N.J. Mastrandrea, A.C. Gallegos, T.J. Monks, and S.S. Lau, cAMP-dependent cytosolic mislocalization of p27(kip)-cyclin D1 during quinol-thioether-induced tuberous sclerosis renal cell carcinoma. Toxicol Sci, 2011. 122(2): p. 361–71.

38．Yang, P., K.M. Cornejo, P.M. Sadow, L. Cheng, M. Wang, Y. Xiao, Z. Jiang, et al., Renal cell carcinoma in tuberous sclerosis complex. Am J Surg Pathol, 2014. 38(7): p. 895–909.

39．Palsgrove, D.N., Y. Li, C.A. Pratilas, M.T. Lin, A. Pallavajjalla, C. Gocke, A.M. De Marzo, et al., Eosinophilic Solid and Cystic(ESC)Renal Cell Carcinomas Harbor TSC Mutations: Molecular Analysis Supports an Expanding Clinicopathologic Spectrum. Am J Surg Pathol, 2018. 42(9): p. 1166–1181.

40．Guo, J., M.S. Tretiakova, M.L. Troxell, A.O. Osunkoya, O. Fadare, A.R. Sangoi, S.S. Shen, et al., Tuberous sclerosis-associated renal cell carcinoma: a clinicopathologic study of 57 separate carcinomas in 18 patients. Am J Surg Pathol, 2014. 38(11): p. 1457–67.

41．Kim, H.S., S.T. Kim, S.H. Kang, D.J. Sung, C.H. Kim, S.W. Shin, Y.H. Kim, W.Y. Cho, and K.H. Park, The use of everolimus to target carcinogenic pathways in a patient with renal cell carcinoma and tuberous sclerosis complex: a case report. J Med Case Rep, 2014. 8: p. 95.

42．Alsidawi, S. and P.M. Kasi, Exceptional response to everolimus in a novel tuberous sclerosis complex-2 mutation-associated metastatic renal-cell

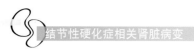

carcinoma. Cold Spring Harb Mol Case Stud, 2018. 4(2).

43. Kennedy, J.M., X. Wang, K.R. Plouffe, S.M. Dhanasekaran, K. Hafez, G.S. Palapattu, T. Else, et al., Clinical and morphologic review of 60 hereditary renal tumors from 30 hereditary renal cell carcinoma syndrome patients: lessons from a contemporary single institution series. Med Oncol, 2019. 36(9): p. 74.

44. Cho, W.C., K. Collins, L. Mnayer, R.W. Cartun, and J.S. Earle, Concurrent Eosinophilic Solid and Cystic Renal Cell Carcinoma and Angiomyolipoma With Epithelial Cysts in the Setting of Tuberous Sclerosis Complex: A Rare Synchronous Occurrence of 2 Distinct Entities. Int J Surg Pathol, 2019. 27(7): p. 804–811.

45. Mehra, R., P. Vats, X. Cao, F. Su, N.D. Lee, R. Lonigro, K. Premkumar, et al., Somatic Bi-allelic Loss of TSC Genes in Eosinophilic Solid and Cystic Renal Cell Carcinoma. Eur Urol, 2018. 74(4): p. 483–486.

46. Burn, T.C., T.D. Connors, T.J. Van Raay, W.R. Dackowski, J.M. Millholland, K.W. Klinger, and G.M. Landes, Generation of a transcriptional map for a 700-kb region surrounding the polycystic kidney disease type 1(PKD1)and tuberous sclerosis type 2(TSC2)disease genes on human chromosome 16p3.3. Genome Res, 1996. 6(6): p. 525–37.

47. Kandt, R.S., J.L. Haines, M. Smith, H. Northrup, R.J. Gardner, M.P. Short, K. Dumars, et al., Linkage of an important gene locus for tuberous sclerosis to a chromosome 16 marker for polycystic kidney disease. Nat Genet, 1992. 2(1): p. 37–41.

48. Brook-Carter, P.T., B. Peral, C.J. Ward, P. Thompson, J. Hughes, M.M. Maheshwar, M. Nellist, et al., Deletion of the TSC2 and PKD1 genes associated with severe infantile polycystic kidney disease--a contiguous gene syndrome. Nat Genet, 1994. 8(4): p. 328–32.

49. Smulders, Y.M., B.H. Eussen, S. Verhoef, and C.H. Wouters, Large deletion causing the TSC2-PKD1 contiguous gene syndrome without infantile polycystic disease. J Med Genet, 2003. 40(2): p. E17.

50. Muller, R.U. and T. Benzing, Cystic Kidney Diseases From the Adult Nephrologist's Point of View. Front Pediatr, 2018. 6: p. 65.

51. Schrier, R.W., K.Z. Abebe, R.D. Perrone, V.E. Torres, W.E. Braun, T.I. Steinman, F.T. Winklhofer, et al., Blood pressure in early autosomal dominant polycystic kidney disease. N Engl J Med, 2014. 371(24): p. 2255-66.

52. VE, T., A. KZ, S. RW, P. RD, C. AB, Y. AS, B. WE, et al., Dietary salt restriction is beneficial to the management of autosomal dominant polycystic kidney disease. Kidney international, 2017. 91(2): p. 493-500.

53. ATY, W., M. C, G. JJ, A.-F. M, B. SV, B. N, B. K, et al., Randomised controlled trial to determine the efficacy and safety of prescribed water intake to prevent kidney failure due to autosomal dominant polycystic kidney disease(PREVENT-ADPKD). BMJ open, 2018. 8(1): p. e018794.

54. Siroky, B.J., A.J. Towbin, A.T. Trout, H. Schafer, A.R. Thamann, K.D. Agricola, C. Tudor, et al., Improvement in Renal Cystic Disease of Tuberous Sclerosis Complex After Treatment with Mammalian Target of Rapamycin Inhibitor. J Pediatr, 2017. 187: p. 318-322.e2.

55. Holditch, S.J., C.N. Brown, D.J. Atwood, A.M. Lombardi, K.N. Nguyen, H.W. Toll, K. Hopp, and C.L. Edelstein, A study of sirolimus and mTOR kinase inhibitor in a hypomorphic Pkd1 mouse model of autosomal dominant polycystic kidney disease. Am J Physiol Renal Physiol, 2019. 317(1): p. F187-f196.

56. AL, S., P. D, K. AD, K. F, R. S, Y. J, R. KM, et al., Sirolimus and kidney growth in autosomal dominant polycystic kidney disease. The New England journal of medicine, 2010. 363(9): p. 820-9.

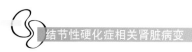

57. G, W., B. K, M. M, N. J, W. C, S. C, K. U, et al., Everolimus in patients with autosomal dominant polycystic kidney disease. The New England journal of medicine, 2010. 363(9): p. 830–40.

58. VE, T., C. AB, D. O, G. RT, G. JJ, H. E, P. RD, et al., Tolvaptan in patients with autosomal dominant polycystic kidney disease. The New England journal of medicine, 2012. 367(25): p. 2407–18.

59. V, T., C. K, P. Y, B. I, S. M, L. R, W. JH, et al., Bosutinib versus Placebo for Autosomal Dominant Polycystic Kidney Disease. Journal of the American Society of Nephrology : JASN, 2017. 28(11): p. 3404–3413.

第五章
结节性硬化症相关肾脏病变治疗前景展望

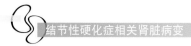

结节性硬化症相关肾脏病变是成年患者致死的首要原因，泌尿外科医师在结节性硬化症的多学科综合治疗中扮演着重要的角色。随着 mTOR 抑制剂西罗莫司、依维莫司相继应用治疗结节性硬化症相关肾脏血管平滑肌脂肪瘤，让大部分患者获得较好的生活质量同时也显著降低了患者由于结节性硬化症相关肾脏血管平滑肌脂肪瘤导致的各种并发症。但是，值得注意的是依然有约 30% 的结节性硬化症相关肾脏血管平滑肌脂肪瘤患者对于 mTOR 抑制剂治疗的疗效欠佳，这部分患者往往是脂肪成分为主且肾脏血管平滑肌脂肪瘤巨大，同时也失去了保留正常部分肾脏的手术机会。对于这样的患者，目前临床治疗手段非常匮乏，也非常棘手。此外，mTOR 抑制剂治疗的时长、治疗模式依然有很多值得我们继续探讨和研究的方向。

相较于结节性硬化症相关肾脏血管平滑肌脂肪瘤而言，目前关于结节性硬化症相关肾脏囊性疾病和肾细胞的治疗循证医学证据依然很少。尤其是对于 TSC2-PKD1 连续基因综合征患者，往往在患者非常年轻的时候，肾脏功能已经难以维持正常生活所需，目前尚无临床阶段循证医学证据提示有效的治疗方案。在基础实验阶段，有研究显示 mTOR 抑制剂联合地塞米松可以改善结节性硬化症相关肾脏囊性疾病的进展。

尽管结节性硬化症相关肾细胞癌相对更为少见，但是依然需要我们高度警惕，尤其是需要与上皮样血管平滑肌脂肪瘤相鉴别。目前尚缺乏结节性硬化症相关肾细胞癌临床治疗方案的高质量循证医学证据，保肾手术和 mTOR 抑制剂相联合的综合治疗依旧会是短时间内结节性硬化症相关肾细胞癌治疗的主要选择。近年来以 PD-1、PD-L1、CTLA-4 为代表的免疫检查点抑制剂已经成为散发性晚期肾细胞癌一线治疗方案的重要组成部分，也有基础研究显示免疫检查点抑制剂可能也会是结节性硬化症相关肾细胞癌的重要治疗手段。此外，基础实验也显示 SYK 抑制剂对于结节性硬化症相关肾细胞癌也显示了良好的疗效。

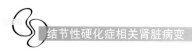

附表：结节性硬化相关肾脏病变的诊治流程图

结节性硬化症相关肾脏病变的诊治流程图

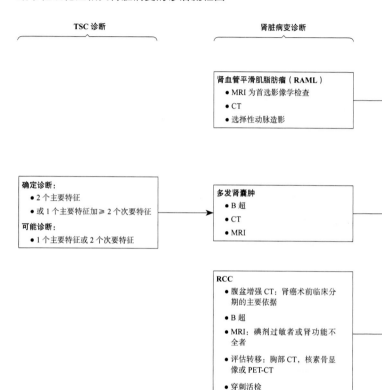

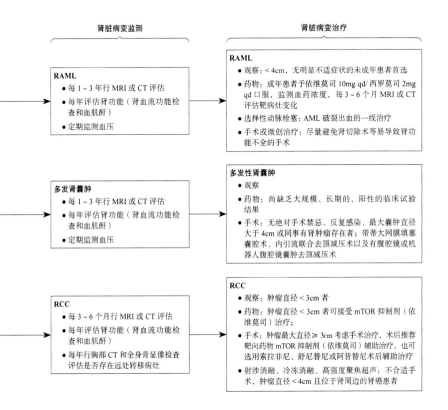

肾脏病变监测

RAML
- 每 1~3 年行 MRI 或 CT 评估
- 每年评估肾功能（肾血流功能检查和血肌酐）
- 定期监测血压

多发肾囊肿
- 每 1~3 年行 MRI 或 CT 评估
- 每年评估肾功能（肾血流功能检查和血肌酐）
- 定期监测血压

RCC
- 每 3~6 个月行 MRI 或 CT 评估
- 每年评估肾功能（肾血流功能检查和血肌酐）
- 每年行胸部 CT 和全身骨显像检查评估是否存在远处转移病灶

肾脏病变治疗

RAML
- 观察：< 4cm，无明显不适症状的未成年患者首选
- 药物：成年患者予依维莫司 10mg qd/ 西罗莫司 2mg qd 口服，监测血药浓度，每 3~6 个月 MRI 或 CT 评估靶病灶变化
- 选择性动脉栓塞：AML 破裂出血的一线治疗
- 手术或微创治疗：尽量避免肾切除术等易导致肾功能不全的手术

多发性肾囊肿
- 观察
- 药物：尚缺乏大规模、长期的、阳性的临床试验结果
- 手术：无绝对手术禁忌、反复感染、最大囊肿直径大于 4cm 或同事有肾肿瘤存在者；带蒂大网膜填塞囊腔术、内引流联合去顶减压术以及有腹腔镜或机器人腹腔镜囊肿去顶减压术

RCC
- 观察：肿瘤直径 <3cm 者
- 药物：肿瘤直径 <3cm 可接受 mTOR 抑制剂（依维莫司）治疗；
- 手术：肿瘤最大直径 ≥ 3cm 考虑手术治疗，术后推荐靶向药物 mTOR 抑制剂（依维莫司）辅助治疗，也可选用索拉菲尼、舒尼替尼或阿昔替尼术后辅助治疗
- 射涉消融、冷冻消融、高强度聚焦超声：不合适手术，肿瘤直径 <4cm 且位于肾周边的肾癌患者